Runjin Wu • Dr. Erika Alice Haase

Die Heilkraft Chinesischer Tees

«Zubereitung und Heilanwendungen»

Das Geheimnis der Kung Fu Teezeremonie
Grüner Tee • Weißer Tee • Gelber Tee • Roter Tee
Schwarzer Tee • Oolong Tee • Blumentee

Fotografiert von Ulla Mayer-Raichle

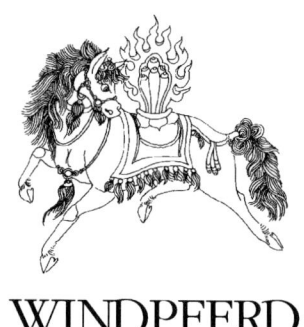

WINDPFERD

Die in diesem Buch vorgestellten Informationen sind sorgfältig recherchiert und wurden nach bestem Wissen und Gewissen weitergegeben. Dennoch übernehmen Autoren und Verlag keinerlei Haftung für Schäden irgendeiner Art, die direkt aus der Anwendung oder Verwendung der Angaben in diesem Buch entstehen. Die Informationen in diesem Buch sind für Interessierte zur Weiterbildung gedacht.

1. Auflage: 1999
©1999 by Windpferd Verlagsgesellschaft mbH, Aitrang
Alle Rechte vorbehalten
Umschlaggestaltung: Kuhn Grafik und Buchdesign, Zürich
unter Verwendung eines Fotos von Ulla Mayer-Raichle
Lektorat: Brigitte Gabler
Korrektorat: Gabriele Wurff
Fotos im Innenteil: Ulla Mayer-Raichle
Gesamtherstellung: Schneelöwe, Aitrang

ISBN 3-89385-307-3

Printed in Germany

Inhaltsverzeichnis

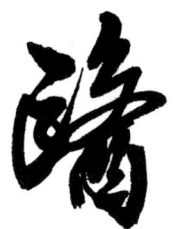 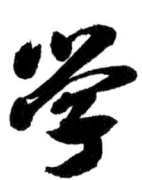 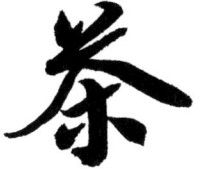 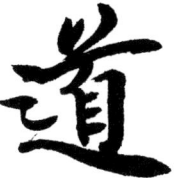

Einführung

Sie ist eine der faszinierendsten Heilgewächse unserer Erde: die Teepflanze. Geschichte, Kultur und Heilwirkung sind einzigartig. Tee, schwarz oder grün, ist nach reinem Wasser das meistverwendete Getränk der Erde. In vielen Ländern ist Teetrinken Teil der Kultur; im Buddhismus gehört es zur religiösen Zeremonie. Trotzdem wissen viele Menschen sehr wenig über den Tee, seinen Ursprung und vor allem seine interessante, über 5000 Jahre alte Tradition in China. Hier ist der Tee fester Bestandteil des täglichen Lebens. Es haben sich Rituale mit eigenem Hintergrund entwickelt, die mit der japanischen Teezeremonie nicht vergleichbar sind.

In China ist der Tee sehr stark mit der Medizin verbunden. Im vorliegenden Buch wollen wir Ihnen einen Einblick in diese Zusammenhänge geben und Sie mit interessantem Wissen rund um den Tee vertraut machen.

Geschichte des Tees

Der Zeitraum von der Entdeckung der Teepflanze bis hin zu ihrer weltweiten Verbreitung als Tee läßt sich in drei Abschnitte einteilen:

1. Am Anfang haben die Menschen die Blätter der Pflanze einfach gegessen,

2. mit der Zeit haben sie auch deren heilende Wirkung auf die Gesundheit beobachtet

3. und schließlich wurde Tee auch als Getränk „entdeckt".

Die Teepflanze und ihre Zubereitung als Getränk hat eine lange Tradition. In China, wo der Tee seinen Ursprung hat, trinken die Menschen in der Regel zwei- bis dreimal am Tag Tee zu allen möglichen Gelegenheiten: am Morgen oder am Nachmittag, nach den Mahlzeiten, während oder nach der Arbeit und natürlich auch in der Freizeit.

In China ist der Tee aber nicht nur beliebtes und vielfältiges Genußmittel. Die Chinesen bedienen sich seiner auch zum Heilen und zur Vorbeugung vor Krankheiten. Durch das regelmäßige Teetrinken führen sie ihrem Körper sehr wichtige Inhaltsstoffe zu. So spielt der Tee seit Generationen bei der Erhaltung und Verbesserung der Gesundheit eine große Rolle.

Im Laufe der Geschichte entwickelte sich das Teetrinken im Reich der Mitte außerdem zu einem wichtigen gesellschaftlichen Ereignis. Die Zubereitung und der Genuß dieses Getränks geschehen oft in einem zeremoniellen Rahmen, in dem man sich entspannt oder harmonische Unterhaltung pflegt.

So haben sich mit der Zeit viele positive Aspekte mit dem Tee verbunden und vielfältige Geschichten ranken sich um seine Entdeckung, Zubereitung und seinen Genuß. Aus dem großen Repertoire dieser Erzählungen, die mit Sorgfalt in den alten Literaturwerken aufgezeichnet wurden, werden einige in die Besprechung der einzelnen Teesorten mit einfließen.

Das erste bekannte Buch über Tee wird dem Teemeister und Schutzpatron der Teehändler Luh Yü zugeschrieben. Er lebte in der Tan-Zeit (618 bis 907 n. Chr.) und wurde von buddhistischen Mönchen erzogen und ausgebildet. Später ist er aus ihrer Gemeinschaft ausgeschieden und verbrachte einige Zeit in der Zirkuswelt. Dann entdeckte er seine Liebe zum Forschen und machte bald von sich reden als dem größten Teekenner. In den Jahren um 760 n. Chr. schrieb er „Ch'a-King" das schon damals sehr bekannt wurde. Das Buch erschien in drei Bänden mit zehn Kapiteln und ist heute in der ganzen Welt bekannt. Es wurde in viele Sprachen übersetzt, natürlich auch ins Englische, und stellt die Grundlage für die vielen nachfolgenden Teebücher dar, in denen man sich gerne auf das Werk des Meisters Luh Yü beruft.

Das Essen

Wie die Tiere, so lebte auch der Urmensch in einer harmonischen Einheit mit der Natur. Intuitiv war er fähig, positive und negative Einflüsse auf seinen Körper zu spüren und diese beiden Wirkungen zu unterscheiden. Die Menschen lebten, genauso wie die Tiere auch heute noch, nach den Gesetzen der Natur.

Auch in ihrem Eßverhalten waren die Menschen damals auf die Natur angewiesen. Was gut tat, wurde gegessen, das andere gemieden. Teeblätter zählten wie viele andere Kräuter und Pflanzen zur Nahrung für Mensch und Tier. Die Blätter wurden vom Baum gepflückt und verspeist.

Und in manchen Provinzen Chinas hat sich diese Gewohnheit bis in unsere Tage gehalten: Nach dem Trinken des Tees werden die Blätter gegessen. Die Gründe, daß dieser Brauch nicht in Vergessenheit geriet, liegen zum einen in der lange währenden Armut dieser Menschen, die sie gezwungen hat, alles Eßbare zu verbrauchen. Zum anderen glaubt man, nur so die vollständige Wirkkraft der Teepflanze aufnehmen zu können. Auch die Gewohnheit, grüne Teeblätter während einer anstrengenden Wanderung zu kauen, ist weit verbreitet. Das erfrischt und hilft, neue Kräfte zu mobilisieren.

Das Heilen

Mit der Zeit begannen die Menschen, die Wirkungen verschiedener Pflanzen genauer zu beobachten und deren Kräfte in akuten Fällen auch schon mal einzusetzen. Das war der Beginn der Heilkunde. Sie hat speziell die Teetradition eine ganze Zeit über begleitet und ist auch heute noch nicht von ihr zu trennen.

Auf die Wirkung der Teeblätter bezogen, machten die Menschen interessante Beobachtungen. Zum Beispiel haben die Blätter eines bestimmten Baumes den Körper zum Schwitzen gebracht, von anderen konnte wiederum Durchfall gestoppt oder die Verdauung angeregt werden. Hatte man ein Gift aufgenommen, kamen jene Blätter zum Einsatz, die zu Erbrechen führten. So wurden die Teeblätter allmählich für bestimmte Situationen gezielt gesammelt.

Das Wissen und die Erfahrungen in Bezug auf die Gesundheit wuchs ständig. Am Anfang wurden die Erkenntnisse nur in mündlicher Unterweisung weitergegeben und die Entwicklung der Heilkunst schritt sehr langsam voran. Auch wurde kaum zwischen Kräutern und Teepflanzen unterschieden.

Irgendwann begann man, die Erfahrungen in Geschichten niederzuschreiben, auch das Wissen über den Tee und seine Wirkungen. In alten Werken kann man das nachlesen und fast überall wird dort der Ursprung der Heiltradition Meister Shen Nong zugeschrieben. Er hat die unterschiedlichsten Kräuter und Tees untersucht und beschrieben. Eine der Geschichten über ihn erzählt von einer Wanderung in den Bergen:

Shen Nong war auf der Suche nach bestimmten Kräutern. Ihre Wirkung konnte er damals nur testen, indem er sie aß. Dieses Vorgehen war nicht ungefährlich, denn die Gegend, in der er sich aufhielt, war bekannt für ihre Vielzahl von sehr giftigen Pflanzen. Tatsächlich aß er von einer solchen Giftpflanze und die Wirkung zeigte sich rasch. Benommen fiel er in einen nahe fließenden Bach. Dort lag er einige Zeit, ehe er wieder zu sich kam. Mit Freuden stelle er fest, daß er noch am Leben war. Er hatte die giftige Wirkung des Krautes überwunden und machte sich sogleich auf die Suche nach der rettenden Ursache. Die genaue Untersuchung der Umgebung führte ihn zu einigen Pflanzenbüschen, die oberhalb der Stelle wuchsen, an der er in den Bach gefallen war. Blätter dieser Büsche lagen im Wasser und hatten es mit ihren offenbar als Gegengift wirkenden Inhaltsstoffen angereichert. Meister Shen Nong führte sogleich weitere Testversuche durch und hatte somit ein wirksames Gegenmittel für die stark giftige Pflanze gefunden.

Nach diesem Erlebnis betrieb Meister Shen Nong die Suche nach Heilkräutern noch intensiver und beschrieb die Ergebnisse seiner Untersuchungen in seinem Werk, das nach wie vor als Grundlage der Heilkunst dient. Noch heute wird Shen Nong, der Meister der chinesischen Kräuterheilkunde, verehrt.

Zur Person des Meisters Shen Nong allerdings gibt es heute mehrere Theorien. Die eine besagt, daß er ein genialer Mensch war, der sich auf der Suche nach Heilkräutern ein enormes Wissen erworben hatte. In anderen wird vermutet, daß sich hinter diesem Namen eine Gruppe von Menschen verbirgt oder sogar ein ganzes Dorf, in welchem die Heiltradition ihren Ursprung nahm und wo das Wissen darüber von Generation zu Generation weitergegeben wurde.

Letztendlich aber ist das gar nicht so wichtig. Wichtig ist hingegen die Bedeutung dieses Wissens, das über Jahrtausende hinweg vererbt und so bis in unsere Tage erhalten blieb. Es ist einer der Bausteine in der Entwicklung der Teekultur.

Das Trinken

Es gibt viele Geschichten und Legenden, die die Entdeckung des Teeaufgusses zum Inhalt haben. Zunächst löschte man in China seinen Durst mit abgekochtem Wasser. Durch Zufall kam man auf den Geschmack des grünen und später auch des weiterverarbeiteten, fermentierten Tees.

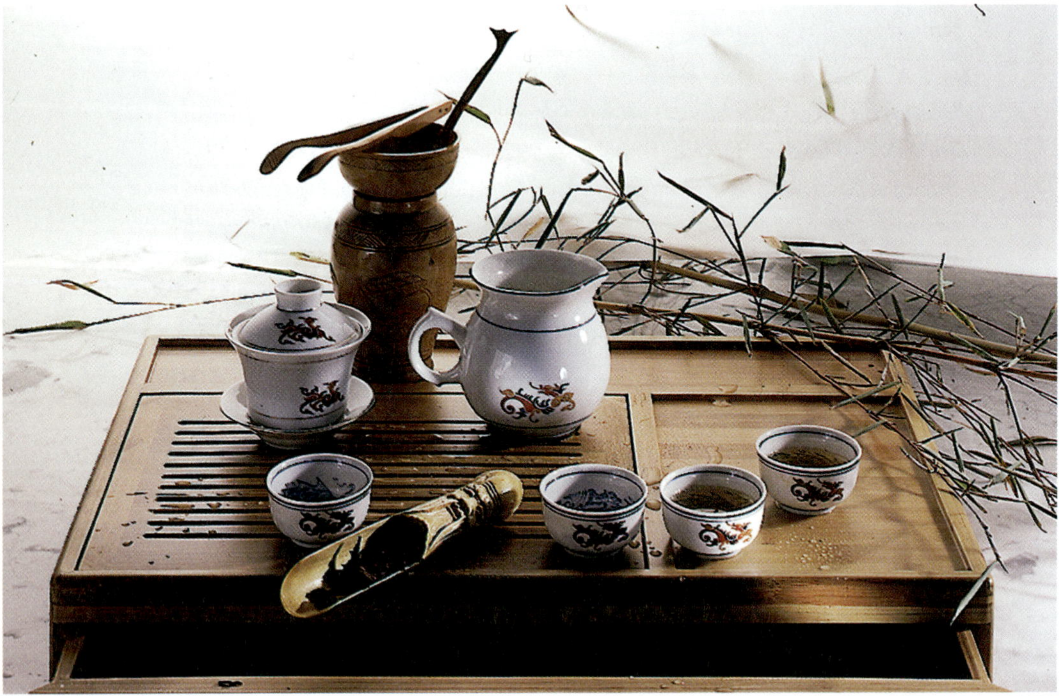

![Teegeschirr auf einem Teetablett]

*W*enn die Menschen draußen auf dem Feld arbeiteten, war einer für die Verpflegung zuständig. Der legte eines Tages die Feuerstelle für das Wasser unter einem wilden Strauch an. Dabei fielen zufällig Blätter des immergrünen wilden Teestrauches in das kochende Wasser. Als die Menschen nach getaner Arbeit davon tranken, fühlten sie sich wunderbar erfrischt und angenehm gestärkt. Auch der Geschmack sagte ihnen zu. Als sie sich umsahen, entdeckten sie bald die Ursache für das köstliche Getränk. Es waren die Strauchblätter, die dem Wasser seine Vorzüge gegeben hatten. Sie hatten den ersten Tee ergeben. Daraufhin suchten die Menschen immer häufiger diese Pflanze, um das grüngelbe Getränk zuzubereiten.

Mit der Zeit sammelten die Chinesen immer neue Erfahrungen, wie sich der kostbare Tee zubereiten ließ. Außerdem pflanzten sie die wilde Pflanze in der Nähe ihrer Wohnstätten an und kultivierten sie. Am Anfang nahm man die frisch gepflückten Blätter zum Kochen. Nach und nach aber begann man, die Blätter auf Vorrat zu sammeln und zu trocknen, damit sie aufbewahrt werden konnten.

Eine andere Erzählung läßt uns Zeuge des ersten fermentierten Tees werden:

*W*ährend einer besonders langen Regenzeit gingen die frischen wie auch die getrockneten Teeblätter aus. Die Menschen hatten alle ihre Reserven verbraucht. Da fiel einer Frau ein, daß sie in einem feuchten Abstellraum noch alte, nicht getrocknete Blätter aufbewahrt hatte. Obwohl diese nicht mehr besonders gut aussahen, wurden sie zum Kochen verwendet. Aus ihnen entstand ein Getränk mit völlig anderen Eigenschaften. Es war dunkel und hatte einen neuen, kräftigeren Geschmack. Seine anregende und erfrischende Wirkung aber hatte es behalten.

Läßt man Teeblätter welken ohne sie gleichzeitig zu trocknen, fangen diese durch den Luftsauerstoff an zu oxidieren. Heute nennt man diesen natürlichen Prozeß „Fermentierung".

Ein Teeset aus Porzellan wird für die Zubereitung des Tees nach der Kung-Fu-Zeremonie verwendet.

Teeherstellung und Qualität

Die Teepflanze, *Thea Sinensis*

Der schwedische Botaniker und Arzt Carl von Linné studierte im 18. Jahrhundert die Teepflanze. Er ordnete sie als Stammpflanze unter dem Namen *Thea sinensis L.* in sein bis heute gültiges System der Pflanzenfamilien ein. Später wurde die zur Familie der Kamelien gehörende Pflanze als *Camelia sinensis* klassifiziert. Die lateinischen Namen geben auch einen Hinweis auf den Standort der Pflanzen, z. B. *Camelia assamica* in Indien, Assam, oder *Camelia japonica* in Japan.

Als ursprüngliche Heimat der *Camelia sinensis* wird das südchinesische Hochland im Quellgebiet des Irrawady-Flusses an der Grenze zwischen China und den Shan Staaten wie Burma und Thailand angesehen. Heute wird die Pflanze von den gemäßigten nördlichen bis in die tropischen und subtropischen Regionen rund um den Äquator angebaut. Das größte Anbaugebiet ist Assam in Indien, daneben wird Tee aber auch in China, Japan, Sri Lanka (Ceylon), Java/Sumatra, Afrika (Natal, Nyassaland, Kenia, Tanganyika und Uganda) und Südamerika (Argentinien, Brasilien, Peru) kultiviert.

Die entscheidende Voraussetzung für den Anbau von Tee und für die Teequalität ist eindeutig das Klima, die Bodenverhältnisse kommen erst an zweiter Stelle.

Die Pflanze wächst in Höhenlagen bis zu 2500 Metern, verträgt Temperaturschwankungen sehr gut und übersteht sogar kurzzeitig etwas Frost. Die jährliche Durchschnittstemperatur sollte aber 13 Grad nicht unterschreiten. Am wohlsten fühlt sich *Camelia sinensis* bei einem Jahresmittel von 20 Grad. Doch auch nach oben ist sie flexibel und nimmt selbst länger andauernde Hitze nicht übel. Lediglich auf das Aroma wirkt sich längerer Sonnenschein negativ aus, deshalb wird die Teepflanze in den tropischen Tiefregionen oft unter Schattenbäumen gepflanzt (siehe auch bei „Bi Luo Chun-Tee" Seite 55).

Hohe Ansprüche dagegen stellt *Camelia sinensis* an den Wasserbedarf. Vor allem die Luft sollte einen hohen Feuchtigkeitsgrad aufweisen und die Niederschläge möglichst gleichmäßig über das ganze Jahr verteilt sein.

Als Tiefwurzler kann der Teebaum auf unterschiedlich strukturierten und zusammengesetzten Böden wachsen. So findet man ihn auf leichtem Sand- und nicht zu festem Lehmboden ebenso wie an steinigen Halden, die den Weinbergen ähneln. Die Pflanze liebt einen mäßig bis sauren Boden, kalkhaltige Erde dagegen verträgt sie nicht.

Camelia sinensis ist ein immergrüner Strauch oder Baum. Seine wechselständig angeordneten zarten Blätter sind länglich-eiförmig, ungefähr daumengroß, spitz zulaufend mit sehr fein bis grob gezahnten Rändern. Die Blätter wie auch die Stiele sind in ihrer Jugend weich, schmiegsam und leicht behaart. Im Alter dagegen werden sie wie Lorbeerblätter lederartig hart. Die Blattknospen sind dünn und spitz, die Blütenknospen rund. Weiß bis schwach rosa ist die Farbe der fünfblättrigen Blüten,

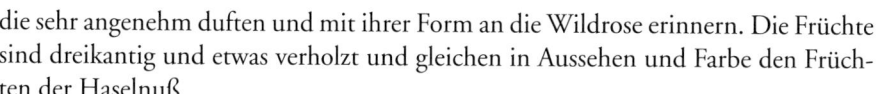

die sehr angenehm duften und mit ihrer Form an die Wildrose erinnern. Die Früchte sind dreikantig und etwas verholzt und gleichen in Aussehen und Farbe den Früchten der Haselnuß.

Früher entstanden Neuzüchtungen aus den Samen ausgewählter Teebäume. Heute nimmt man Stecklinge bewährter Mutterpflanzen zur Nachzucht. Die jungen Setzlinge werden in gleichmäßigen Abständen ausgesetzt und dann dauert es etwa drei Jahre, bis zum ersten Mal geerntet werden kann.

Die Wildform der *Camelia sinensis* wächst buschartig sechs bis acht Meter hoch und kann ein beträchtliches Alter von einigen Jahrhunderten erreichen. In den Teeplantagen stutzt man die Pflanzen auf Hüfthöhe und kultiviert sie strauchartig, um günstigere Erntebedingungen zu erhalten.

Tee Ernte

Je nach Sorte und Anbaugebiet können Teeblätter ganzjährig geerntet werden. Für die Qualität des Getränks ist aber der Erntezeitpunkt ebenso wichtig, wie die Blattqualität, das Klima und der Boden. Deshalb wird im Handel bei bestimmten Teesorten oft die Erntezeit angegeben, wie beispielsweise beim Long Jing Tee (Seite 58).

Beim grünen, weißen oder gelben Tee liefert normalerweise die Frühlingsernte, zwischen Anfang März bis Mitte April, die beste Qualität. Dabei werden nach der Winterruhe die ersten saftigen und gehaltvollen Knospen mit den ersten jungen Blättern geerntet.

Bei den fermentierten Teesorten machen häufig auch die älteren Blätter die Qualität aus, weshalb sich für diesen Tee die Erntezeiten verschieben können.

So ein Teestrauch bringt laufend frische Triebe hervor, die, um den Ertrag zu steigern, in bestimmten Abständen zurückgeschnitten werden. In den traditionellen Teegebieten werden die Blätter während der Saison in verschiedenen Stadien wöchentlich von Hand gepflückt. In vielen modernen Teeplantagen wird der Tee auch maschinell geerntet und weiterverarbeitet. Diese Methode ergibt die sogenannten CTC-Tees (crashing, tearing und curling). Die berühmten Qualitätsunterschiede durch jüngere und ältere Blätter oder sogar nur Triebe, die noch in viele weitere Sortierungsgrade unterteilt werden können, erreicht man aber nur mit der aufwendigen Handpflückmethode, die in China auch heute noch sehr gepflegt wird.

Teeherstellung

Die frisch eingeholte Tee-Ernte wird gleich weiterverarbeitet. Sorte und Tradition sind für die traditionellen Methoden, die in China als Geheimnis gehütet werden, maßgebend. Man erfährt selten von den Besonderheiten, die den köstlichsten Tees und der großen Vielfalt an verschiedenen Teesorten zugrunde liegen. Es gibt jedoch einige allgemeine Merkmale, die die Herstellung des Tees charakterisieren. Die folgende Darstellung soll dies verdeutlichen. Die Fermentierung als ein wichtiges Element bei der Herstellung teilt die Tees in drei große Gruppen ein:

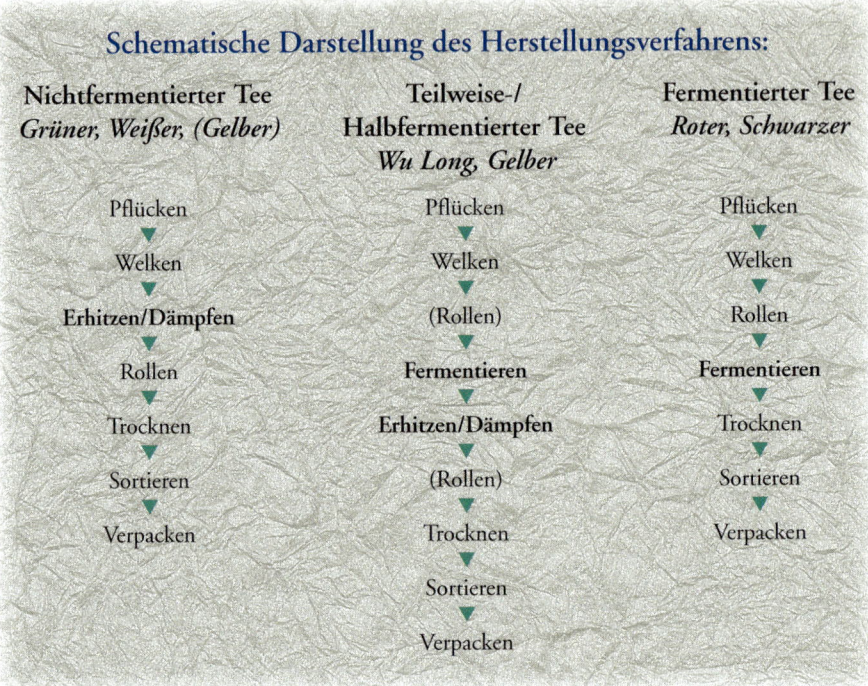

Schematische Darstellung des Herstellungsverfahrens:

Nichtfermentierter Tee *Grüner, Weißer, (Gelber)*	Teilweise-/ Halbfermentierter Tee *Wu Long, Gelber*	Fermentierter Tee *Roter, Schwarzer*
Pflücken	Pflücken	Pflücken
Welken	Welken	Welken
Erhitzen/Dämpfen	(Rollen)	Rollen
Rollen	**Fermentieren**	**Fermentieren**
Trocknen	**Erhitzen/Dämpfen**	Trocknen
Sortieren	(Rollen)	Sortieren
Verpacken	Trocknen	Verpacken
	Sortieren	
	Verpacken	

Im Unterschied zu dem bei uns bekannten schwarzen Tee unterliegt der grüne, weiße und teilweise der gelbe Tee einem anderen Herstellungsverfahren. Diese Tees werden nicht wie der schwarze, rote und Wu Long Tee fermentiert.

Nichtfermentierter Tee

Nach dem Welken setzt normalerweise, durch das Rollen beschleunigt, die Aktivität der Fermente ein. Bei der traditionellen chinesischen Verarbeitungsmethode wird dies dadurch unterbunden, daß das Erntegut vor dem Rollen kurz in einer Pfanne aus Gußeisen auf etwa 280 Grad Celsius erhitzt wird. Durch das Unterbinden der Fermentierung werden dem Tee viele wichtige Inhaltsstoffe erhalten, wodurch er sich, neben Aroma und anderen Geschmacksvorzügen, von fermentiertem Tee unterscheidet.

Zu den nicht fermentierten Tees zählen vor allem grüne und weiße und einige Sorten des gelben Tees.

Teilweise-/Halbfermentierter Tee

Hier läßt man die Fermentation zunächst anlaufen, unterbricht sie aber dann mitten im Vorgang durch Erhitzen. Die Art wie und vor allem zu welchem Zeitpunkt diese Unterbrechung stattfindet hat einen wesentlichen Einfluß auf die Teequalität.

Zu den halbfermentierten Tees gehört die Gruppe der Wu Long (Oolong) Tees. Sie werden vorwiegend in der Provinz Fu Jian und auf der Insel Formosa (Taiwan) hergestellt und der eine kann sich erheblich vom anderen unterscheiden, denn Geschmack und Aroma können bei diesen Tees sehr unterschiedlich ausfallen. Auch einige der gelben Tees sind leicht fermentiert.

Fermentierter Tee

Wird die Fermentierung vollständig ausgeführt, ergibt das ein gänzlich anderes Aroma, als bei einem nicht fermentierten Tee.

Die Fermentierung ist ein natürlicher Vorgang, dem die Teeblätter, nachdem man sie gepflückt und durch das Rollen an der Oberfläche verletzt hat, unterliegen. Sie färben sich durch die Oxidation mit dem Sauerstoff aus der Luft braun. Außerdem führt diese chemische Reaktion zu einer Zersetzung und Veränderung verschiedener Inhaltsstoffe. Die Gerbstoffe beispielsweise werden in verschiedene Aromastoffe umgewandelt. So ändert sich der Gehalt vieler Substanzen (Vitamin C und Calcium nehmen ab) und neue Stoffe (z. B. Aromen) entstehen. Es gibt viele Untersuchungen, die eine mengenmäßige Verschiebung des an die Gerbstoffe gebundenen Koffeins in den unfermentierten Tees zum freien Koffein in den fermentierten Tees beweisen.

Zu den fermentierten Tees zählen der schwarze und der rote Tee.

Jede dieser drei Teegruppen kann man nun noch in die verschiedenen Teesorten unterteilen, je nach den traditionellen Feinheiten bei der Herstellung in den verschiedenen Provinzen Chinas.

Qualität

Tee gibt es in den unterschiedlichsten Qualitäten. Die Erntezeit spielt eine Rolle, die Auswahl der Blätter, jung oder alt, die Wetterverhältnisse während der Ernte und natürlich die Verarbeitung. Außerdem gibt es wie beim Wein gute und schlechte Erntejahre, so daß die Qualität aus ein und derselben Herkunftsregion im Laufe der Jahre schwankt. Dies macht sich in Geschmack ,Wirkung und Preis bemerkbar.

Qualitative Besonderheiten finden Sie bei der Besprechung der einzelnen Tees.

Grundsätzlich unterscheidet man zwischen der Qualität der trockenen Teeblätter und der des fertigen Aufgusses. Wir wollen uns aus praktischen Gründen auf den fertigen Teeaufguß beschränken. Hierbei werden folgende Kriterien herangezogen:
• Beschaffenheit der Teeblätter (vor und nach dem Aufguß)
• Teefarbe
• Teearoma
• Teegeschmack

Diese Merkmale können je nach der Teesorte unterschiedlich ausfallen. Ungekocht jedenfalls sollten die Blätter ganz und trocken und nicht zerbröselt sein. Nach dem Kochen ist die Beschaffenheit der Blätter von der Teesorte abhängig. Eine sehr gute Qualität eines weißen Tees, wie z. B. des Yin Zhen Bai Hao, sollte nur aus Teeknospen bestehen und keine Teeblätter aufweisen. Der grüne Tee, wie der Long Jing oder der Bi Lou Chun sollte aus einer Teeknospe und zwei entwickelten Blättern bestehen. Schlechtere Qualitäten beinhalten hier beispielsweise nur Blätter.

Vom Tee einer sehr guten Qualität können Sie immer mehrere Aufgüsse trinken, wogegen schlechtere Qualitäten häufig schon beim zweiten Aufguß merkliche Einbußen bei Geschmack und Aroma aufweisen.

Die besonderen Merkmale, durch die sich die hier vorgestellten Tees auszeichnen, werden wir Ihnen bei deren Besprechung aufzeigen.

Aufbewahren

Hochwertiger Tee verlangt nach der richtigen Aufbewahrung. Nur sie gewährleistet, daß alle Vorzüge des Tees, sei es sein Aroma, sein Geschmack oder seine positive Auswirkung auf die Gesundheit, voll erhalten bleiben. Bevor man den Tee in ein Behältnis füllt, muß man daran schnuppern: Fremdgeruch zerstört Aroma und Geschmack des Tees! Außerdem muß der Behälter absolut dicht schließen – ein Doppelverschluß ist am besten – sonst verwittert der Tee. Sie können den Tee auch mitsamt dem Beutel in den Behälter stellen.

Metall

Die Chinesen bevorzugen Zinndosen zur Teeaufbewahrung. Metalle eignen sich grundsätzlich sehr gut, es darf nur kein Eigengeruch von so einer Dose ausgehen.

Karton

Dosen aus Karton sollten innen mit Aluminium beschichtet sein. Stellen Sie den Tee mitsamt seiner ebenfalls beschichteten Tüte in den Karton.

Glas

Dieses Material eignet sich, wenn überhaupt, nur für eine kurzzeitige Lagerung des Tees, denn er verwittert darin schnell.

Plastik

Füllen Sie Tee niemals in Plastikdosen, sie haben immer einen Eigengeruch und zerstören damit das zarte Teearoma! Plastik eignet sich bestenfalls für den Einkauf von offenem Tee und den kurzen Transport vom Laden nach Hause.

Darauf sollten Sie bei der Teeaufbewahrung achten:
• Gut und fest verschließbarer Deckel.

- Nicht direkt in die Sonne stellen.
- Vor Nässe und Hitze schützen.
- Nicht zusammmen mit stark riechenden Lebensmitteln (Kaffee, Gewürze ...) lagern.
- Tee nicht zu dicht aneinander stellen und möglichst nicht in geschlossenen Regalen (stehende Luft).
- Im richtigen Behälter auf einem offenen Regal und in der richtigen Umgebung steht Tee am besten.

Haltbarkeit

Ein bis eineinhalb Jahre bleiben Aroma und Wirkung des Tees erhalten – vorausgesetzt er wird richtig aufbewahrt. Eine Ausnahme machen manche schwarzen Tees wie der hier vorgestellte Pu Er und Cang Wu Lu Bao Tee (siehe Seite 84 und 90). Er schmeckt frisch sehr gut, wird aber mit dem Alter noch viel besser und vor allem seine positive Wirkung auf die Gesundheit nimmt zu.

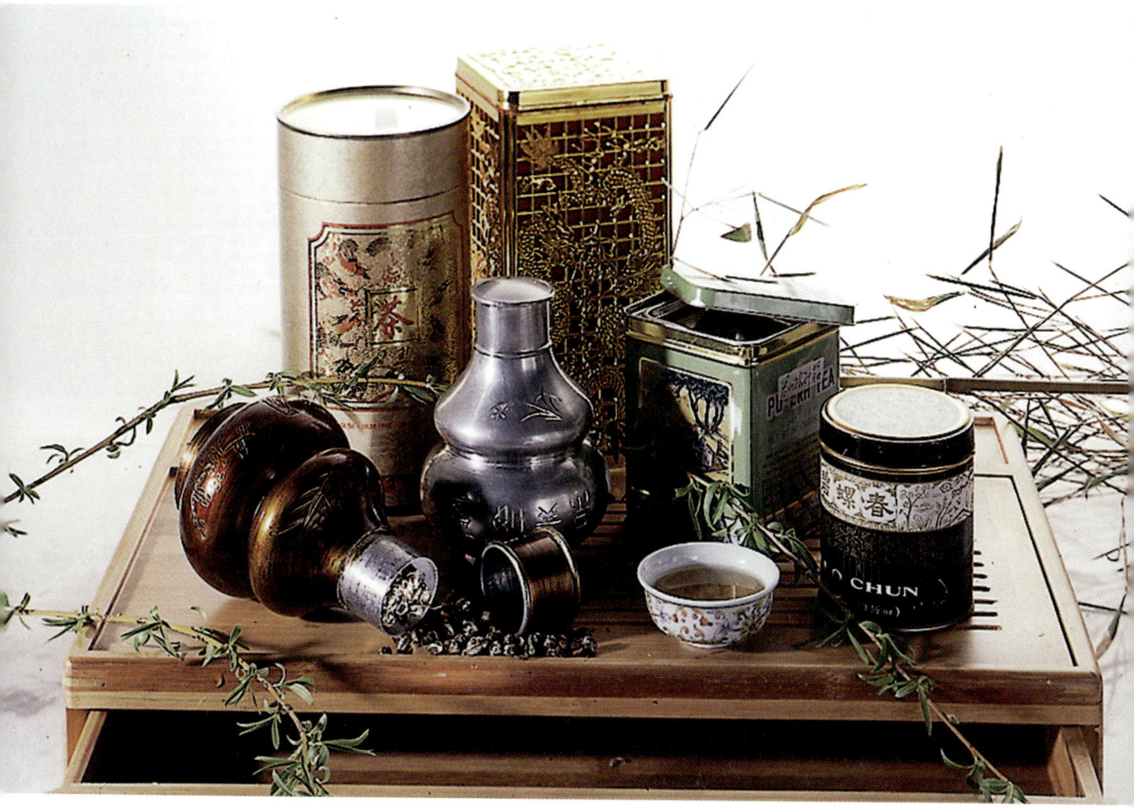

Der Tee wird ideenreich verpackt, die Dosen sind aus verschiedenen Materialien und in unterschiedlichen Formen.

Tee und die Traditionelle Chinesische Medizin (TCM)

Die Entwicklung der Teeherstellung und -zubereitung begleitet die chinesische Kultur von Beginn an. Der Teeaufguß als Genußmittel gehört zur taoistischen und buddhistischen Philosophie. So ist es nicht verwunderlich, daß der Tee in der Kultur wie auch in der Traditionellen Chinesischen Medizin (TCM) einen hohen Stellenwert einnimmt.

Wissenswerte Aspekte der Traditionellen Chinesischen Medizin (TCM)

Die Beobachtung sich immer wiederholender Wandlungsprozesse in der Natur, wie Tages- und Jahreszeiten, Ebbe und Flut etc. und die damit verbundene Lebensphilosophie bildeten in China die Grundlage für die Bemühungen, das Wesen der Gesundheit zu ergründen. Man erforschte die Gesetzmäßigkeiten dieses Wandels und wandte sie auf den Menschen an. Maßgeblich waren dabei die Phänomene der Veränderung und die sichtbaren Wechsel von Zuständen, die durch den energetischen Prozeß bedingt und in materieller Form nicht nachweisbar sind. Ganz anders die westliche Tradition. Hier stützt sich das medizinische Wissen auf Erkenntnisse aus detaillierten Studien des Körpers. Nur materiell nachweisbare Dinge haben Gültigkeit, unfaßbare Phänomene werden nicht anerkannt. Die Traditionelle Chinesische Medizin versucht nicht, den Körper zu beherrschen, sondern das Gleichgewicht aller körperlichen Prozesse in ihrem Wandel zu erhalten bzw. neu zu erlangen. Sie zielt darauf ab, die Selbstregulierung des Körpers anzuregen.

Eine Teekanne sollte aus dem richtigen Material (hier Ton), der entsprechenden Größe sein und eine Form haben, die das Herz anspricht.

16

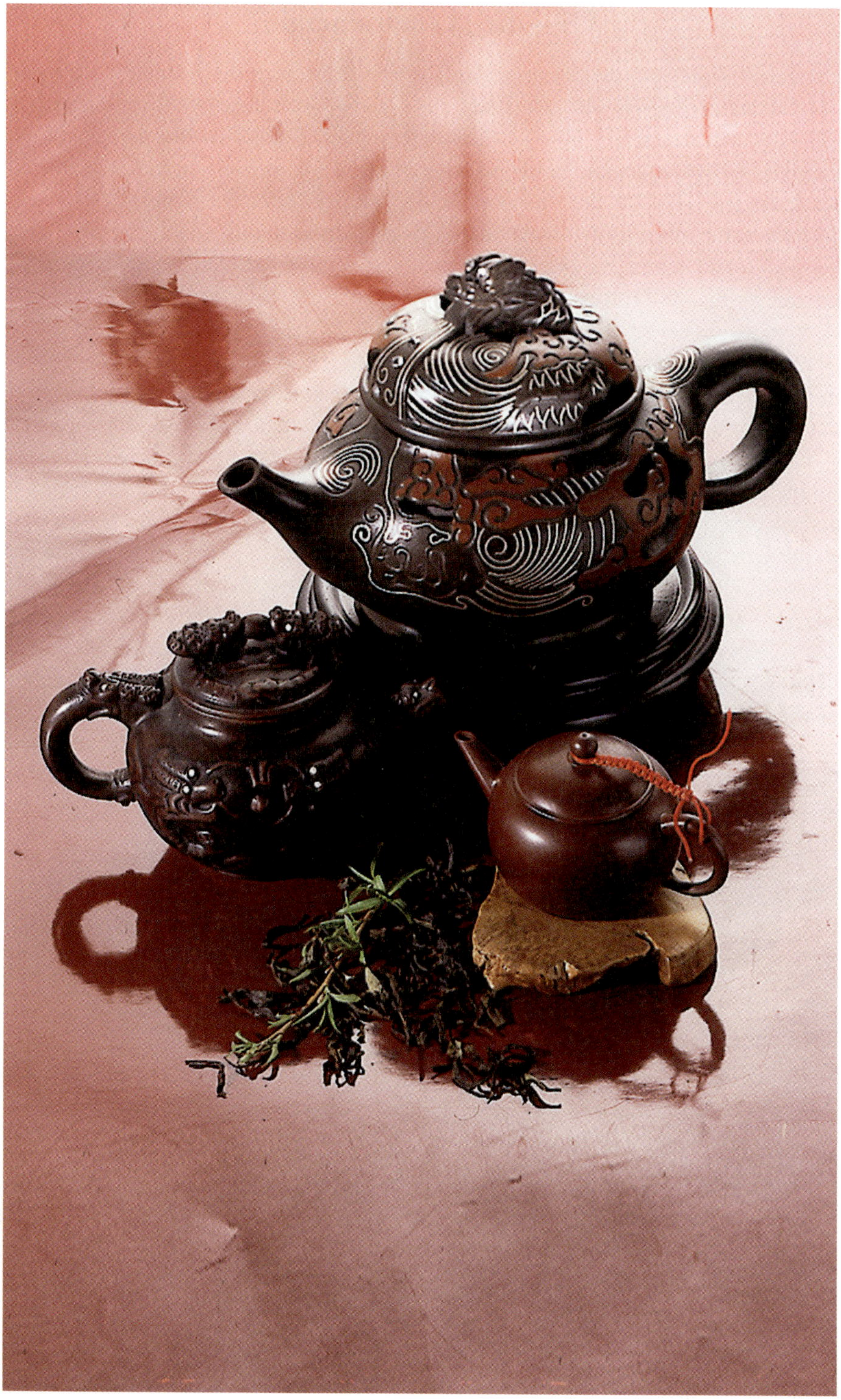

Qi – die „Lebensenergie"

Die Erkenntnisse aus den Naturbeobachtungen führten zu der Annahme, daß eine alle Lebensvorgänge bewegende Kraft, das Qi, die Grundlage der Wandlungen sei. Die Chinesen haben sich über Jahrhunderte mit der Funktionsweise und dem bestmöglichen Nutzen des Qi befaßt. So kann man das Qi als Konzept in China überall wiederfinden, sei es in der Philosophie, der Medizin oder der Kunst. „Qi" ist ein abstrakter, für uns schwer verständlicher Begriff, der unterschiedlich übersetzt werden kann und schon für heftige Diskussionen gesorgt hat. Am besten passen aus unserer westlichen Terminologie Begriffe wie „Energie", „Kraft", „Vitalität", „Lebenskraft" oder „Lebensenergie".

Qi hat keine Substanz, ist unsichtbar und formlos und nur aufgrund von Symptomen, z. B. der Widerstandsfähigkeit, kann auf sein Vorhandensein geschlossen werden. Es kann nicht gemessen werden, wohl aber kann man es fühlen.

Das Qi durchdringt alles und manifestiert sich in vielen verschiedenen Formen. Im menschlichen Körper fließt das Qi auf vielen miteinander verbundenen Bahnen, den Meridianen, in unterschiedliche Richtungen. Jeder Körperteil im Inneren und an der Oberfläche ist damit ausgefüllt. Somit beeinflußt ein ungestörter Qi-Fluß die einwandfreie Funktion der inneren Organe, der Organsysteme und damit das Wohlbefinden und die Gesundheit. Die Meridianbahnen sind von allen anderen anatomischen Systemen unabhängig. Ihre Durchlässigkeit und der dadurch ungehinderte Fluß des Qi sind Grundvoraussetzungen für die Energieversorgung und das harmonische Gleichgewicht des Körpers und damit für die Gesundheit.

Das Qi erfüllt im Körper unterschiedliche Funktionen. Aufgrund dieser läßt sich das Qi unter anderem auf folgende Weise unterteilen:

- Das Ying-Qi (Nahrungs-Qi) wandelt die aus der Nahrung gewonnenen Stoffe um (z. B. in Blut).

- Das Zong-Qi (Atmungs-Qi), das aus der Interaktion der Luft mit dem Ying-Qi entsteht, unterstützt unter anderem die Funktion von Lunge und Herz. Die mit der Nahrung und Atmung aufgenommenen Substanzen werden in Energie umgewandelt oder transformiert und die nicht verwertbaren Stoffe ausgeschieden.

- Das Wei-Qi (Abwehr-Qi) erfaßt die Abwehrkräfte des Körpers und umhüllt ihn wie ein Schutzschild. So hält es schädigende Einflüsse wie beispielsweise Erkältungskrankheiten von ihm fern.

- Das jeweilige Organ-Qi (Zang-Fu-Zhin-Qi) bestimmt durch seine spezifische Aktivität die Funktionsfähigkeit der Organe.

Außerdem besitzt das Qi die Fähigkeit des „Schiebens", also bewegt es Blut und Körperflüssigkeiten (Jin-Ye) in Kreisläufen durch den Körper. Das Qi reguliert auch die Körperwärme und hält sie konstant. Und es stabilisiert und stärkt den Körpertonus damit sich z. B. die Organe nicht senken und das Bindegewebe vor Schwäche geschützt ist.

Yin und Yang

Neben dem Qi-Konzept nehmen in der TCM die beiden grundlegenden Kräfte Yin und Yang eine wichtige Stellung ein. Das Prinzip von Yin und Yang gehört zu den ältesten philosophischen Denkweisen in China. Yin und Yang symbolisieren die zwei gegensätzlichen Aspekte einer Einheit, aus denen das ganze Universum, uns eingeschlossen, besteht.

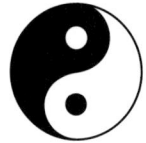

	Yin	Yang
Universum	Erde	Himmel
Jahreszeit	Herbst	Frühling
	Winter	Sommer
Tageszeit	Nacht	Tag
Geschlecht	weiblich	männlich
Bewegung	nach unten	nach oben
	nach innen	nach außen
Atmung	einatmen	ausatmen
Gefühle	traurig	begeistert
Erkrankung	von innen	von außen
Körper	vorne	hinten
	unten	oben
	Blut	Qi
	Zang-Organe	Fu-Organe
andere Gegensatzpaare	schwach	stark
	leer	voll
	kühl/kalt	warm/heiß
	naß	trocken
	dunkel	hell
	Ruhe	Bewegung
	Stabilität	Entwicklung
	passiv	aktiv

Ursprünglich stellte Yin die „Schattenseite eines Hügels" dar, Yang die „Sonnenseite eines Hügels". So, wie sich das Verhältnis zwischen der Schatten- und der Sonnenseite im Laufe des Tages ändert, wurde auch die Beziehung von Yin und Yang zueinander charakterisiert. Im Laufe der Zeit aber veränderte sich diese anfängliche Bedeutung der beiden Begriffe und beschrieb immer mehr die abstrakten Polaritäten einer Ganzheit.

Stehen Yin und Yang in einem relativen Gleichgewicht, besteht Harmonie, und die Einheit befindet sich in einem ausgewogenen und gesunden Zustand. Die Yin- und Yang-Kräfte hängen voneinander ab, existieren nicht einzeln, sondern immer nur im Zusammenhang. Sie stehen zueinander in einer dynamischen Balance, unterstützen und verbrauchen einander. Der Keim des Yin innerhalb des Yang und der Keim des Yang innerhalb des Yin geben Anstoß zu dem immerwährenden Kräftefluß und dem dauernden Anwachsen und Absinken der beiden Kräfte. Im Yin und Yang-Symbol ist das sehr schön dargestellt: jede Qualität trägt den Kern der anderen in sich.

Einige Beispiele in Tabelle auf Seite 19 verdeutlichen die Yin und Yang-Gegensatzpaare, die nur in Abhängigkeit von dem jeweils anderen existieren:

Ist ein Teil des Gleichgewichtes gestört, so ist der andere geneigt, das Ungleichgewicht zu beseitigen. Je nach Dauer und Stärke der Disharmonie kann dies zu einer allgemeinen Schwächung des Gesamtzustandes führen. Vollkommene körperliche Gesundheit beruht auf einem absolut ausbalancierten Zustand von Yin und Yang. Will man den Gesundheitszustand beeinflussen, kann man auf das dynamische Gleichgewicht dieser beiden Kräfte einwirken. Ein gestörtes Yin und Yang-Gleichgewicht bezeichnet die TCM als Krankheitserscheinung, deren Qualität und auslösende Faktoren festgestellt und dann entsprechend behandelt werden. Damit kann die Traditionelle Chinesische Medizin jegliche Störungen des energetischen Körpers diagnostizieren und therapieren und so vielen Krankheiten wirkungsvoll vorbeugen.

Symptome für zuviel Yang

Ist das relative Gleichgewicht der beiden Kräfte gestört und herrscht ein Zuviel an Yang vor, so verändert sich der Zustand des Körpers. An bestimmten Symptomen läßt sich diese Störung erkennen:
- starke Abneigung gegen Hitze und Wärme
- rote und warme Wangen
- bitterer Mundgeschmack
- trockener Mund mit wenig Speichel
- Durst
- Vorliebe für kalte Getränke
- wenig Urin, der eine deutlich gelbe Farbe hat
- wenig und harter Stuhlgang
- Unruhe
- schlechter und unruhiger Schlaf mit unangenehmen Träumen
- häufige Entzündungen in der oberen Körperhälfte (Halsweh, Zahnfleischentzündung . . .)

Symptome für Yang-Mangelzustände

Wird eine Disharmonie des relativen Gleichgewichts durch ein Zuwenig an Yang hervorgerufen, weist der Körper ebenfalls charakteristische Symptome auf:

- Abneigung gegen Kälte, häufiges Frieren oder sich kalt fühlen trotz normaler Umgebungstemperatur
- weiße, blasse Wangen
- kein Geschmack im Mund
- Appetitlosigkeit
- Überproduktion wäßrigen Speichels
- Vorliebe für warme Getränke
- „schwindeliger Kopf"
- Ausscheidung von großen Mengen farblosen Urins
- häufige Müdigkeit mit ständigem Schlafbedürfnis
- Bewegungsunlust

Das häufige Auftreten der aufgeführten Symptom-Kombinationen kann z. B. auf einen Yang-Mangel oder ein Yang-Übermaß hinweisen.

Die fünf Wandlungsphasen und die inneren Organe

Nach der TCM haben die inneren Organe ihre Grundlage einerseits in der Yin und Yang-Theorie, andererseits in der Lehre von den fünf Wandlungsphasen. Eingeteilt werden die lebenswichtigen Organe in zwei Gruppen, in die fünf festen Wu Zang, die Yin-Organe (Herz, Lunge, Leber, Nieren und Milz) und die sechs hohlen Liu Fu, die Yang-Organe (Dünndarm, Dickdarm, Gallenblase, Harnblase, Magen und Drei-fache-Erwärmer). Häufig wird der Herzbeutel als das sechste feste Wu Zang-Organ gezählt. Bis auf das sechste hohle Yang-Organ San Jiao, der „Dreifache-Erwärmer",

Yin-Organ	Leber	Herz	Milz	Lunge	Nieren
Yang-Organ	Gallenblase	Dünndarm	Magen	Dickdarm	Harnblase
Element/Phase	Holz	Feuer	Erde	Metall	Wasser
Farbe	Grün	Rot	Gelb	Weiß	Schwarz
Geschmack	sauer	bitter	süß	scharf beißend, stechend	salzig
Geruch	ranzig	versengt	aromatisch	bröckelnd	faulig
Gefühl	Ärger	Freude	Verlangen	Sorge	Angst
Klima	windig	heiß	feucht	trocken	kühl
Jahreszeiten	Frühling	Sommer	Spätsommer	Herbst	Winter

entsprechen alle Organe der westlichen Anatomie. In der TCM werden die Organe Paaren zugeteilt, die jeweils aus einem Yin- und einem Yang-Organ bestehen. Jedes Paar wird durch eines der fünf Wandlungsphasen (Holz, Feuer, Erde, Metall, Wasser) dominiert. Außerdem steht nach dieser Lehre jedes der fünf folgenden Paare (siehe Tabelle) mit bestimmten Körperteilen und grundlegenden Dingen wie Klima, Jahreszeit, Farbe, Geschmacksrichtung etc. in Zusammenhang, die ihrerseits die Funktionsweise der Organe widerspiegeln und beeinflussen. Diese Zuordnungen werden in der TCM sowohl zur Erstellung einer Diagnose, als auch zu Zwecken der Behandlung mit Erfolg eingesetzt.

Wandlungsphasen

Aufgrund der beobachteten Wandlungen in der Natur wurden die Erscheinungen der Welt den fünf symbolischen Phasen oder Elementen Holz, Feuer, Erde, Metall und Wasser zugeordnet. Diese Phasen sind in einen Kreislauf gegenseitiger Erzeugung eingeordnet und unterliegen einer sich gegenseitig beeinflussenden Wandlung. Jeder Vorgang in der Welt wird von einer dieser Phasen bestimmt. Alle Veränderungen und Vorgänge in der Natur werden durch die permanenten Wechselwirkungen dieser fünf Phasen in Verbindung mit dem Zusammenspiel von Yin und Yang erklärt.

Die inneren Organe

In der TCM sind die Organe Teil eines Systems funktioneller Zusammenhänge. Dazu gehören natürlich die Organsysteme, aber auch Körperfunktionen, Emotionen, psychische Aktivitäten, Gewebe, Sinnesorganen und Umwelteinflüsse. In diesem Konzept ist jedes Organ durch die mit ihm assoziierten Funktionen definiert und nicht, wie in der westlichen Medizin, durch seine physische und materielle Struktur.

Herz

Das Herz regelt die Aufgabe der anderen Organe, indem es den Blutkreislauf kontrolliert. Es ist auch der Sitz von „Shen". Stellt man sich Jing, das mit „Essenz" am besten wiedergegeben wird und das als Substanz allem organischen Leben zugrunde liegt, als Quelle des Lebens vor und Qi als das Potential für Aktivierung und Bewegung, dann ist Shen die Vitalität im menschlichen Körper, die hinter Jing und Qi steht. Das Bewußtsein des Menschen verweist auf die Gegenwart von Shen.

Lunge

In der TCM hat die Lunge verschiedene Aufgaben. Zum einen ist sie für das Abgeben von verbrauchtem und die Aufnahme von neuem Qi aus der Atemluft zuständig. Dieses hinzugewonnene Qi wird zusammen mit dem Qi der Nahrung zu „körpereigenem" Qi umgewandelt. Die Lunge bewegt aber auch den Kreislauf von Qi, Blut und Körperflüssigkeiten, und lenkt das Abwehr-Qi (Wei-Qi) an der Körperoberfläche. Durch eine ruhige, tiefe und langsame Atmung z. B. bei Qigong wird das Zwerchfell bewegt und die Lungenkapazität erhöht.

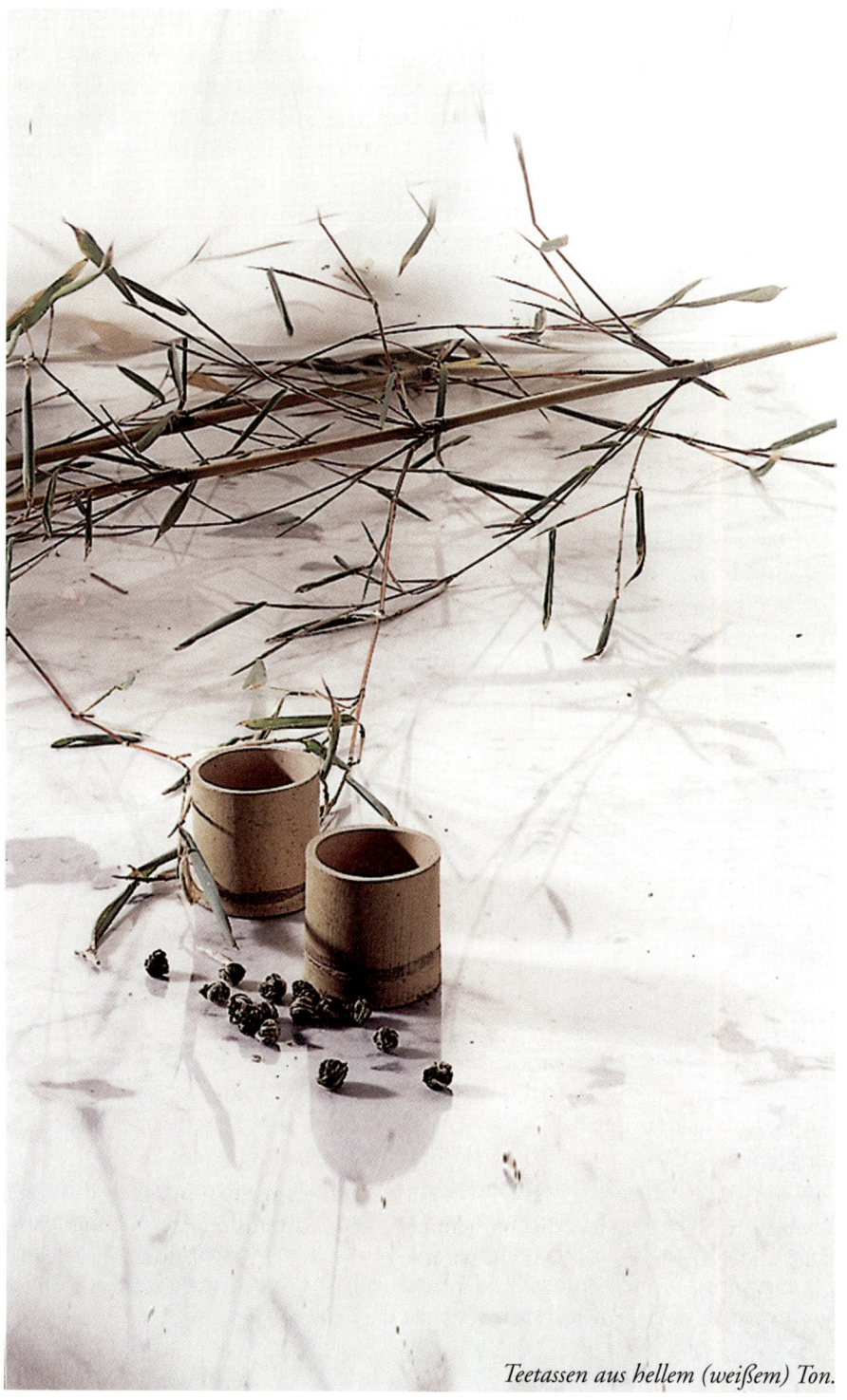

Teetassen aus hellem (weißem) Ton.

Milz

Im Gegensatz zur westlichen Medizin spielt die Milz in der TCM primär eine sehr wichtige Rolle bei der Verdauung. Sie überwacht die Umwandlung und den Transport: Sie entzieht der Nahrung die reinen Nähressenzen und hat dort eine entscheidende Stellung im Verdauungsprozeß, wo Nahrung in Qi und Blut umgewandelt wird. Die Milz regelt die Aufwärtsbewegung im Körper und ist beteiligt an der Bildung und dem Transport von Körperflüssigkeiten (Jin-Ye).

Wird die Nahrung nicht gut verdaut, umgewandelt und verteilt, kann es beispielsweise zu Durchfall, Völlegefühl, Flüssigkeitsansammlungen (Ödemen) und zur Bildung von Sputum in der Lunge kommen. Auch der Muskeltonus hängt von der Stärke des Milz-Qi ab. Ist dieses zu schwach, sind Senkungen der inneren Organe (Magen, Darm, Gebärmutter) die Folge.

Leber

Die Leber speichert nicht nur Blut und Qi, sondern sorgt auch für deren gleichmäßiges Fließen und Ausbreiten im Körper. Ist die Leberfunktion gestört, kommt es beispielsweise zu Krämpfen in den Muskeln, zu Beklemmungsgefühlen unter den Rippenbögen, saurem Aufstoßen oder es wird einem schwarz vor Augen. Die weitere Funktion der Leber ist die Steuerung der Gallensekretion, die für die Verdauung von Nahrung und Flüssigkeit notwendig ist. Eine gestörte Lebertätigkeit kann auch die Gallenproduktion unterbrechen. Symptome dafür sind bitterer Geschmack im Mund, Gelbsucht, Erbrechen von gelber Flüssigkeit, Spannungen in den Flanken und Appetitverlust. Die Leber ist weiter durch ihre sanfte „zerstäubende" Bewegung für die Schaffung eines entspannten und ausgeglichenen emotionellen Zustandes verantwortlich. Jegliche Störung kann sich in einem gefühlsmäßig unausgeglichenen Gemütszustand äußern.

Die Leber steht auch in Zusammenhang mit Kreativität, Denkvermögen und Entschlußkraft. Durch intellektuelle Überanstrengung oder Ärger kann das Leber-Yang aufsteigen, was sich z.B. in roter Gesichtsfarbe, Kopfschmerzen oder hohem Blutdruck zeigt.

Nieren

In den Nieren sind das Yuan-Qi und dessen Essenz, das Jing, gespeichert. Jing ist unter anderem die Quelle der Entwicklung und Reproduktion des Körpers, der Sexualität und der Fortpflanzungsfähigkeit. Die Nieren sind hauptverantwortlich für die Steuerung der Yin- und Yang-Balance. Eine Schwächung des Yuan-Qi (Yang) und des Jing (Yin) betrifft alle inneren Organe. Die Konsequenz: Müdigkeit, Kurzatmigkeit, Erschöpfung, Appetitlosigkeit, Klingeln in den Ohren, Rückenschmerzen, Kniebeschwerden, häufiger Harndrang, Wachstums- und Potenzstörungen, aber auch Neigung zu schlechten Zähnen und Nägeln sowie zu Knochenbrüchen. Nicht umsonst werden die Nieren auch „die Wurzeln des Lebens" genannt.

Klassifikation des Tees aufgrund seiner Funktion

Je nach Sorte wirkt Tee ganz unterschiedlich auf die menschliche Gesundheit. Mit Hilfe der TCM-Grundlagen kann man Tee nun entsprechend seiner funktionellen Wirkung in verschiedene Klassen einteilen und gezielt einsetzen. Die uns inzwischen schon bekannte Yin- und Yang-Klassifizierung und die fünf Geschmacksrichtungen (sauer, bitter, süß, scharf, salzig) geben uns ein verständliches Schema vor.

Yin- und Yang-Klassifizierung des Tees

Nach ihrer energetischen Wirkung kann man die Vielzahl der Tees in vier bzw. fünf Gruppen (wenn man die neutrale mit hinzurechnet) einteilen. Dabei charakterisiert man den Tee nach seiner Wärmewirkung, was jedoch nichts mit der meßbaren Temperatur zu tun hat. Die energetische Wirkung von heiß bis neutral beschreibt, zu welcher Yin- bzw. Yang-Klasse ein Tee gehört:

1. heißer Tee = Yang-Tee

2. warmer Tee = schwach oder leicht Yang-Tee

3. kühler Tee = schwach oder leicht Yin-Tee

4. kalter Tee = Yin-Tee

5. neutraler Tee = Yin und Yang-in-der-Mitte-Tee

Je nachdem, wie ein Tee wirkt und welche Symptome auftreten, zeigt das seine energetischen Eigenschaften. Ein Yang Tee eignet sich somit am besten, um einen Yang-Mangel zu beheben. Ein Yin Tee ist bei zuviel Yang-Energie angebracht.

Klassifizierung nach den fünf Geschmacksrichtungen

Man kann die Tees weiter nach den fünf Geschmacksrichtungen unterscheiden und sie damit den fünf Organen (siehe auch Tabelle auf Seite 21) zuordnen:

1. sauer = Leber

2. bitter = Herz

3. süß = Milz/Magen

4. scharf (beißend, stechend) = Lunge

5. salzig = Nieren

Manchmal wird auch „neutral" als sechste Geschmacksrichtung, die dann entsprechend dem Dreifachen-Erwärmer (San Jiao) zugeordnet wird, beigefügt.

Da weder die Zuordnung zu den Organen noch die zu den Geschmacksrichtungen ganz eindeutig ist und außerdem vor allem für Kräutertees in Betracht kommt, wollen wir in diesem Buch nicht weiter darauf eingehen.

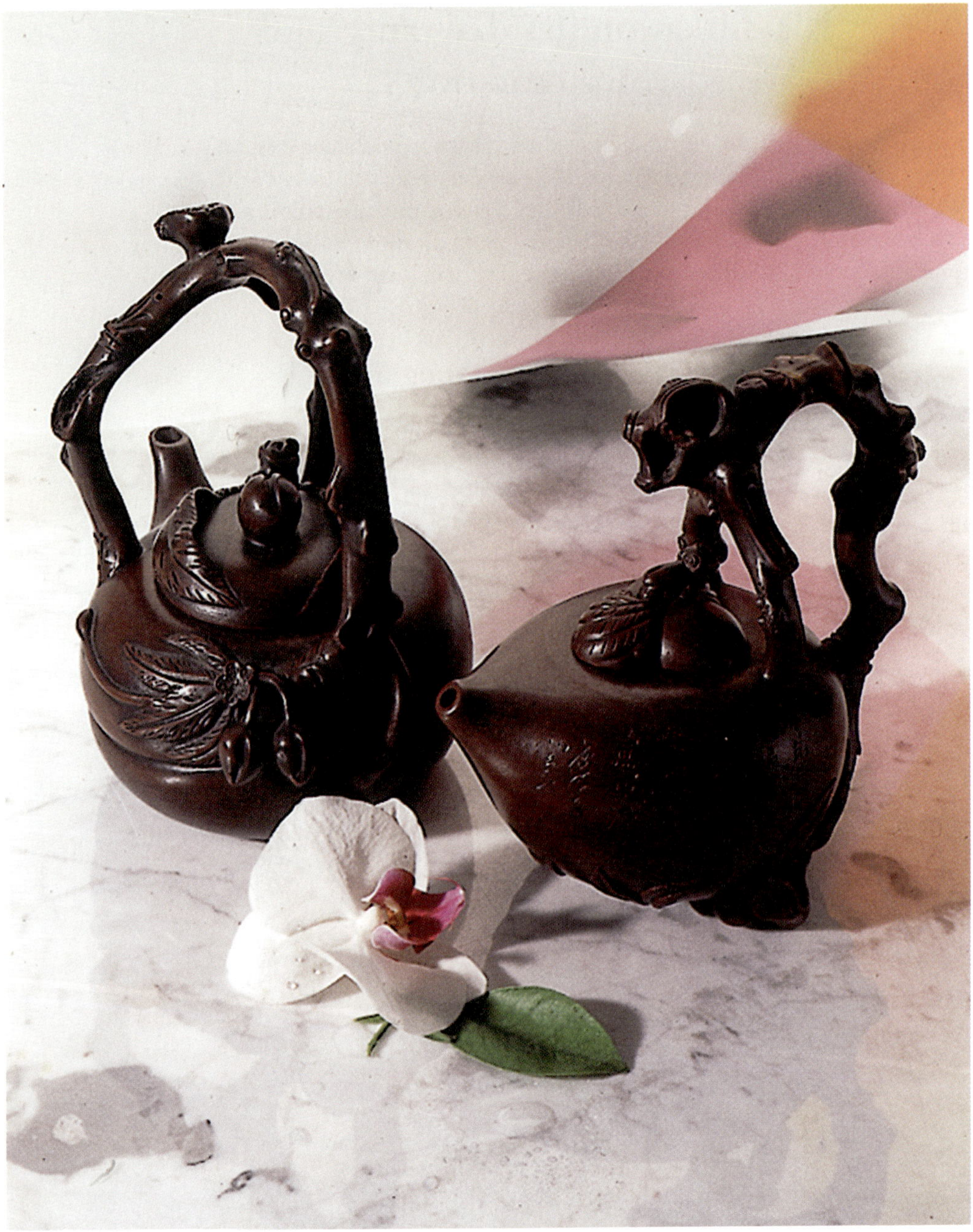

Auch die Formgebung der Kannen orientiert sich an der Natur. Hier Kannen aus Ton, deren Form ein Abbild von Wurzeln und Ästen ist.

Die Selbstdiagnose
und die Auswahl des richtigen Tees

Die Diagnosekriterien der TCM sind sehr komplex. Für eine vollständige Abklärung des Gesundheitszustandes ist es daher ratsam, einen mit der TCM vertrauten Arzt zu konsultieren. Mit ein klein wenig Selbstdiagnose und dem dann richtigen Tee können wir jedoch vorbeugende Maßnahmen ergreifen. Bei ernsteren oder länger anhaltenden Beschwerden, suchen Sie bitte unbedingt einen Arzt auf!

Die folgenden drei Anhaltspunkte helfen Ihnen dabei, aus dem großen Teesortiment das für Sie passende Produkt auszuwählen:

Den Yin und Yang Zustand beachten

Überprüfen Sie Ihren augenblicklichen Gesundheitszustand unter Berücksichtigung der Symptome nach dem Yin und Yang-Prinzip (siehe Seite 20/21). Haben Sie ein Zuviel an Yang-Energie, oder eher einen Yang-Energiemangel? Je nachdem wählen Sie dann einen Tee, der den entsprechenden Aspekt vorweist. Ein Yang-Tee wird bei Yang-Energiemangel das Defizit wieder aufbauen, ein Yin-Tee wird bei einem Zuviel an Yang das schlechte übermäßige Feuer reduzieren.

Geschmack und Aroma müssen stimmen

Es ist ganz wichtig, daß der Geschmack eines Tees Ihnen zusagt und nicht unangenehm ist. Geschmack und Aroma unterstützen einen harmonischen Teegenuß und sind wichtig für die dabei herrschende Atmosphäre. Ideal ist es, verschiedene Tees vor einem größeren Einkauf zu degustieren.

Die Veränderung der Symptome beachten

Wer Tee aus gesundheitlichen Gründen trinkt, muß sich genau beobachten und Veränderungen registrieren. Verbessert sich das Wohlbefinden und der Gesundheitszustand nach dem Teegenuß, war die Teewahl richtig. Verstärken sich dagegen die negativen Symptome, überprüfen Sie noch einmal Ihre Wahl. Wenn Sie beispielsweise unter niedrigem Blutdruck leiden, kann sich dieser Zustand nach dem Genuß von Long Jing-Tee verstärken, weil er eben eine leicht blutdrucksenkende Wirkung besitzt (siehe Seite 59).

Die Teekanne

Zur Teekultur in China gehört es, einen Tee so fein zuzubereiten, daß sich sein Geschmack und sein Aroma optimal entfalten. Die Chinesen haben daraus eine Kunst entwickelt, die zu vielen poetischen Assoziationen anregt. Die Schönheit der Landschaft mit den nebelverhangenen Bergen und den Teeplantagen spielt dabei eine Rolle und die vielen romantischen Geschichten, die sich um den Tee ranken.

Die sanft belebende Wirkung des Tees führt zu einem Zustand innerer Zufriedenheit und Entspannung. Die Umgebung, in der Tee getrunken wird, soll deshalb nach chinesischer Auffassung Anmut und Harmonie ausstrahlen. Auch edle Keramik gehört dazu, die speziell für die Zubereitung und den Genuß des Tees hergestellt wird. Die Geschichte des Teetrinkens und die Herstellung der Keramik sind in China seit langer Zeit ein unzertrennliches Paar. Man weiß heute, daß glasierte Keramik- bzw. tiefblau glasierte Steingutgefäße in der Provinz Chekiang schon in der Han-Dynastie (206 v. Chr. bis 220 n. Chr.) speziell zu diesen Zwecken angefertigt wurden.

Die chinesische Tee-Keramik kennt drei Gruppen von Gefäßen, einmal die speziell zum Aufgießen (Teekannen), dann jene nur zum Trinken (Teetassen) und schließlich solche, die sowohl zum Aufgießen als auch zum Trinken dienen (Cha Zhong Teetasse/Kanne).

Das Material

Perfekter Teegenuß – da ist auch das Material der Teekanne von Bedeutung und sollte daher mit Sorgfalt ausgewählt werden. Ton, Porzellan oder Glas sind die geeigneten Rohstoffe.

Ton

Im Vergleich zu anderen Werkstoffen hält Ton die Wärme am längsten. Also eignet sich eine Tonkanne am besten für einen Tee, der mit kochendem Wasser (100 Grad) aufgegossen wird, wie das etwa beim roten, schwarzen oder Oolong-Tee der Fall ist. Außerdem hält sich in einer Tonkanne das Teearoma besonders gut, wenn der Tee darin lange steht. Reinigen Sie die Kanne deshalb nur mit klarem Wasser, ohne Spülmittel.

Die beste Tonqualität stammt aus dem Dorf Yixing, im Süden der Provinz Jang Su gelegen (Osten Chinas). Die handgefertigten Kannen haben hier eine lange Tradition und sind auf dem chinesischen Markt sehr begehrt.

Natürlicher Ton besteht hauptsächlich aus den Aluminiumsilicaten Kaolinit und Montmorillonit. Je nach unterschiedlicher chemischer Zusammensetzung fällt auch die Farbe anders aus. Ein Teeservice kann aus drei verschiedenen Tonsorten gefertigt werden: weiß, rot und dunkelbraun. Alle drei Farben werden oft kunstvoll zu farbigen Kannen und Tassen miteinander verarbeitet (siehe Abbildung auf Seite 31).

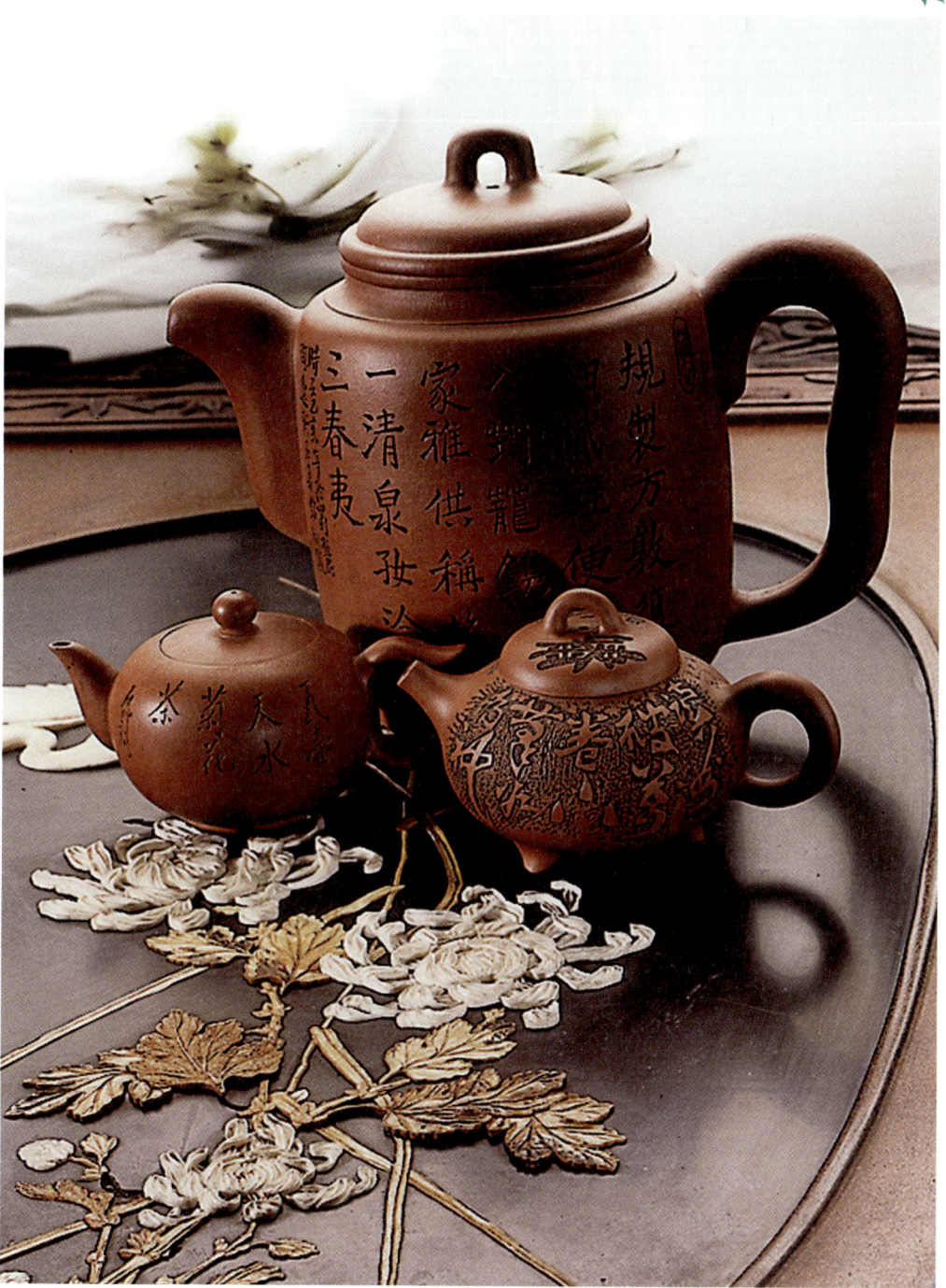

*Teekannen aus Ton in verschiedenen Größen mit
den beiden kleinen Ni Hu-Teekannen.*

Porzellan

In Jingdezhen, einem „Dorf" mit knapp 300 000 Einwohnern, werden auch heute noch die schönsten und besten Porzellanteekannen gefertigt. Schon 1000 n. Chr. hat der damalige Kaiser Jingde das Dorf zum Produktionszentrum für das kaiserliche Porzellan bestimmt. Für die Herstellung von Porzellan braucht man als Rohmaterialien Kaolin (Porzellanerde), Quarz und Feldspat.

Porzellankannen erfüllen in erster Linie eine ästhetische Funktion. Form und Farbe spielen die Hauptrolle. Je dünner das Porzellan, desto wertvoller zwar die Kanne, um so unpraktischer wird sie aber gleichzeitig für die Benutzung. Auch das Alter macht eine Porzellankanne wertvoll. Solche Kannen eignen sich hervorragend als Sammlerstücke, aber nicht mehr als Gebrauchskannen.

Porzellankannen sind nicht geruchsfest. In China sagt man: „Alle im Raum können den Tee riechen". Das Aroma verfliegt rasch. Die Chinesen trinken deshalb gerne Blumentee aus diesen Kannen, weil sie den Duft verströmen. Porzellan hält zudem Wärme weniger gut als Ton. Kannen aus diesem Material nimmt man daher für Tees, die mit einer Wassertemperatur von unter 100 Grad zubereitet werden, also etwa die grünen Tees, für die das Wasser 70 bis maximal 85 Grad heiß sein sollte. Steht Tee in einer Porzellankanne über längere Zeit, entwickelt sich ein schlechter Geruch. Somit muß man eine Porzellankanne stets sorgfältig, am besten mit reinem Wasser, reinigen.

Glas

Glaskannen halten weder die Wärme noch das Aroma des Tees. Sie haben jedoch den Vorteil, daß man die Entstehung der Teefarbe und das Entfalten der Blätter darin gut beobachten und den Vorgang genießen kann. Einen Yin-Tee, der nur eine niedrige Aufgußtemperatur verträgt, können Sie darin hervorragend zubereiten, also etwa einen guten Long Jing-Tee, der wie Nadeln in der Kanne steht und langsam nach unten sinkt, einen „Yin Zhen"-Tee, einen weißen oder gelben Tee guter Qualität (siehe Seite 66 und 69).

Andere Materialien

Eine gußeiserne Kanne, die innen emailliert ist, können Sie zum Teeaufgießen verwenden, nicht aber Kannen aus Metall, denn deren starker Eigengeruch überdeckt das Teearoma. Solche Metallkannen eignen sich sehr gut, um Wasser zu kochen und aufzubewahren.

Auch Thermoskannen eignen sich schlecht zum Teeaufgießen und -aufbewahren. Natürlich können Sie fertigen Tee, sofern er nur gegen den Durst getrunken wird, darin warm halten. Wenn Sie Tee mit heißem Wasser aus der Thermoskanne aufgießen, beachten Sie, daß das abgestandene Wasser dann nicht mehr die gewünschte Qualität hat (☞ siehe Abschnitt Wasser, Seite 40).

Reinigung

Säubern Sie Ihre Teekanne grundsätzlich nur mit klarem Wasser, ohne Spülmittel. Die Poren beispielsweise einer Tonkanne würden den Geruch und die Inhaltsstoffe des Reinigungsittels aufnehmen und sowohl Geschmack als auch Aroma des Tees verfälschen. Ist es doch einmal passiert, lassen Sie die Kanne längere Zeit in klarem Wasser liegen, füllen sie anschließend mit heißem Wasser und lassen es bis zum Erkalten stehen. Diese Prozedur wiederholen Sie mindestens zweimal.

Verwendungszweck

Die Vielfalt der Teekannen ist enorm. Sie unterscheiden sich nicht nur in Material, Farbe, Form und Größe. Auch ihr Verwendungszweck, zum Aufgießen, Trinken oder als Zweitkanne, kann recht verschieden sein. Noch heute werden in China irdene Ni Hu-Teekannen (siehe z. B. Abbildung auf Seite 29) in Hunderten von Formen, wun-

Kanne aus verschiedenen Tonarten und dekorativ eingearbeitetem Metall

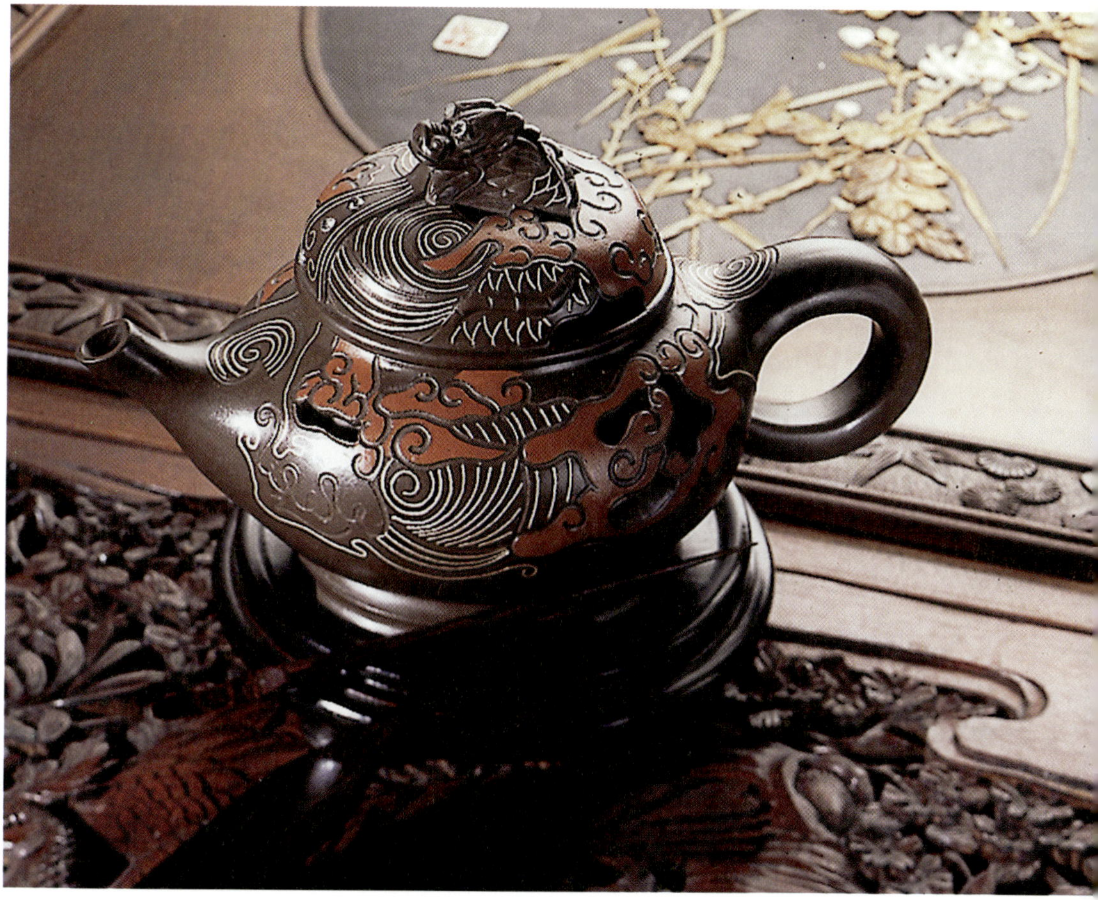

derschön und nach traditioneller Art hergestellt. Einzelstücke und besonders schöne Teekannen werden in China wie bei uns Briefmarken von Liebhabern gesammelt.

Die „Cha Zhong" Teetasse/Kanne

Sie ist etwas Einzigartiges, denn sie ist Kanne und Tasse zugleich. In dieser henkellosen, schalenförmigen Tasse mit tiefer Untertasse wird der Tee direkt aufgebrüht und dann auch daraus getrunken. Man gibt ein paar Teeblätter in die Tasse und gießt

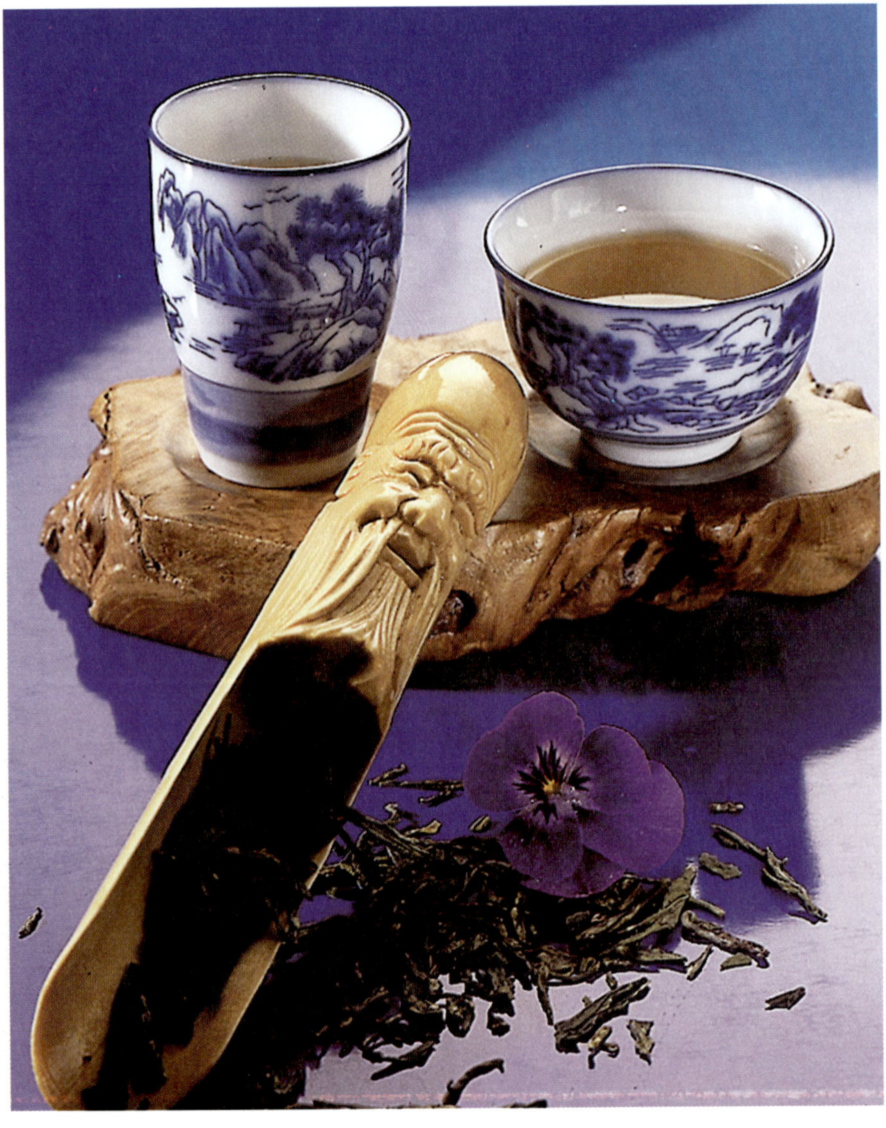

Tässchenset (zum Riechen und Trinken).

32

Wasser darüber. Bereitet man Long Jing-Tee zu, kommt zuerst das Wasser in die Tasse, dann streut man die Blätter darüber. Nach einigen Minuten sinken sie auf den Boden. Bleiben einige oben, verwendet man den Deckel beim Trinken als Sieb. Besonders gerne wird in solch einer Tasse Long Jing- und Jasmin-Tee zubereitet (siehe Abbildung auf Seite 108).

Die Tasse

Im alten China wurde der Tee aus größeren Schalen getrunken. Zu Beginn der Ming-Dynastie (1368-1644) kamen diese jedoch aus der Mode und man verwendet seitdem kleine, henkellose Tassen ohne Untertasse (siehe Abbildung auf Seite 32). Der Tee wird aus der Kanne oder einer größeren Cha Zhong-Kanne in die Tasse gegossen. Die kleinen Tassen werden zum Trinken so gehalten, daß man den Daumen und den Zeigefinger auf entgegengesetzten Seiten des Tassenrandes und den kleinen Finger unter die Kante des Tassenbodens legt. So kann man die Tasse bequem halten, ohne daß man sich mit dem heißen Tee die Finger verbrennt.

Diese kleinen Tassen kommen auch bei zeremoniellen Festlichkeiten zum Einsatz. Dabei wird zunächst in eine höhere Tasse starker Tee gegossen und anschließend Wasser dazugegeben. Mit der niedrigeren, breiteren deckt man nun die höhere Tasse zu und dreht beide so schnell um, daß kein Tee verschüttet wird. Aus der niedrigeren Tasse wird der Tee getrunken, die höhere ist dazu da, das vollkommene Teearoma zu genießen, indem man nach dem Umschütten daran riecht: Der Geruch bleibt in der Tasse hängen.

Yin und Yang-Kannen

Die taoistische Philosophie umfaßt den Menschen, seine Gesundheit und die gesamte Umgebung. So kann nicht nur der Tee nach Yin und Yang-Kriterien beurteilt werden, sondern auch die Kanne. Allerdings müssen immer zwei Kannen vorhanden sein, die man untereinander vergleichen kann. Bei einer einzigen Kanne ist die Frage nach ihrem Wesen ohne Bedeutung (siehe Yin-Yang, Seite 19).

Während das Yin und Yang des Tees für die Gesundheit eine große Rolle spielt, ist diese Klassifizierung der Kannen nur für Sammelzwecke und in Künstlerkreisen von Bedeutung.

In den Abbildungen auf Seite 35, 37 und 39 sind einige Kannen-Paare gezeigt, die nach Yin und Yang unterteilt sind. Folgende Kriterien können dabei beispielsweise eingesetzt werden:

Kriterien für die Klassifikation	Yin	Yang
	weiblich	männlich
Größe	dünn	dick
Form	hoch	klein, niedrig
Form z. B. Hals	dünn	dick
Farbe	hell	dunkel
Lage des Ornaments	rechts	links

So kaufen Sie eine gute Kanne aus Ton

Alles rund um den Tee ist in China mit Ruhe und Harmonie verbunden und wird mit Sorgfalt und traditionsverbunden ausgeübt. Das beginnt schon beim Kauf einer Teekanne, was Zeit, Wissen, Freude, Konzentration und Geduld erfordert. Für uns hier im Westen erscheint diese Art, eine Teekanne auszusuchen, eher fremd, in China ist sie dagegen Ausdruck der dortigen Lebensweise, die ihre Quellen aus der Tradition und Kultur bezieht. Vielleicht finden Sie einige dieser Kriterien hilfreich, um auch in unseren Läden eine geeignete Teekanne zu kaufen:

1. Schauen Sie sich zunächst alle Teekannen in dem Laden (in China gibt es überall Teekannen-Läden) an, ohne sie anzufassen. Entscheiden Sie sich immer nur für die Kanne, die Ihnen dabei spontan am besten gefällt, egal, welche Kriterien (Form, Größe, Farbe ...) den Ausschlag geben.
2. Achten Sie auf eine gleichmäßige Färbung des Tonmaterials.
3. „Befühlen" Sie die Kanne mit den Fingern. Es darf keine Vertiefungen in der Oberfläche geben, sie muß ganz glatt sein.
4. Als nächstes legen Sie leicht die Hand auf die Kanne und überprüfen Sie mit leichten Bewegungen deren Bodenkontakt. Spüren Sie keinerlei Wackeln, ist alles in Ordnung. Andernfalls kann man, sollte Ihre Wahl auf diese Kanne fallen, durch Abschleifen korrigieren. Dies lohnt sich jedoch nur, wenn die weiteren Punkte Sie von der Qualität eben dieser Kanne überzeugt haben.
5. Jetzt nehmen Sie die Kanne in die Hand. Schauen Sie von oben, ob Griff, Deckelgriff und Schnabel/Ausgießer auf einer Linie liegen, die Kanne also in zwei gleiche Hälften teilt.
6. Sehen Sie sich den Schnabel genau an. Verläuft er waagerecht zum Boden und ist er symmetrisch gearbeitet? Beim Darüberstreichen darf er sich nicht rauh anfühlen, sonst gießt die Kanne nicht „ruhig".
7. Finden Sie auf dem Kannenboden einen Stempel? Die Meister zeichnen auch heute noch ihre Kannen mit eigenen Stempeln. Heute kann man die Qualität

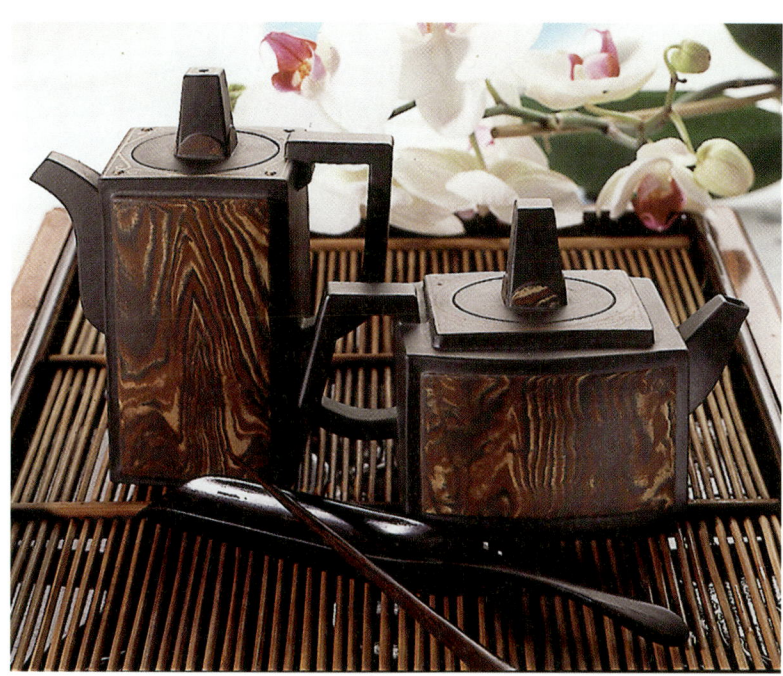

Yin und Yang-Kannen
(Klassifikationsgrundlage
ist hier die Größe)

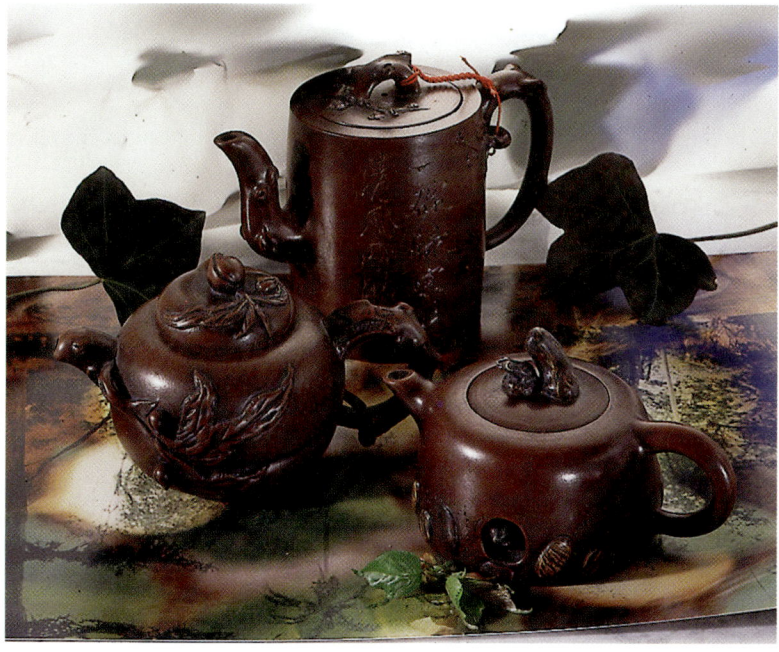

Teekannen aus Ton in
verschiedener Form-
gebung

der Kannen nur noch erkennen, wenn man die Stempel kennt bzw. lesen kann, da auch industriell produzierte Kannen mit Stempeln versehen werden.

8. Erst jetzt sollten Sie nach dem Preis fragen, ohne sich jedoch schon zu entscheiden. Vielmehr „massieren" Sie die Kanne ein wenig. Fühlt sich der Ton sandig an oder schön glatt? Wenn Sie eine Schnittlinie bemerken, dort, wo die beiden Hälften der Kanne zusammengesetzt sind, wurde sie maschinell hergestellt. Eventuell erkennen Sie dies aber auch erst später, (Punkt 11), wenn Sie die Kanne von innen befühlen.

9. Der Deckel der Kanne muß fest sitzen ohne sich zu bewegen, denn er muß isolieren und die Wärme halten. Der Innenrand des Deckel muß glatt sein, damit er dicht und gut schließt. Nur dann bleibt später das Aroma des Tees und die Wärme erhalten, schimmelt der Tee nicht so schnell und kann man beim Reinigen die Kanne mit geschlossenem Deckel schütteln, ohne Wasser zu verspritzen. Im Deckel befindet sich normalerweise ein kleines Loch. Wenn der Deckel gut angepaßt ist, können Sie, wenn Sie das Loch mit dem Finger zuhalten, keine Flüssigkeit aus der Kanne gießen. Nehmen Sie den Finger weg, gibt die Kanne ihren Inhalt preis (prüfen können Sie das etwas später).

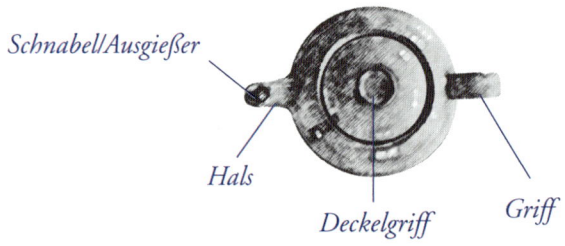

Schnabel/Ausgießer

Hals

Deckelgriff

Griff

10. Öffnen Sie den Deckel der Kanne und riechen Sie daran. Eine Kanne, die nach Ton oder Erde riecht, ist ohne Makel. Bei jedem anderen Geruch sollten Sie sich den Kauf gut überlegen, denn häufig können Sie diesen Geruch nicht beseitigen. Dies beeinträchtigt Geschmack und Aroma des Tees.

11. Mit der Hand fühlen Sie jetzt die Innenwände der Kanne ab. Weder innen noch außen dürfen größere Unebenheiten sein.

12. Wenn bis hierher Kanne und Preis stimmen, bitten Sie den Verkäufer, die Kanne mit Wasser zu füllen. Testen Sie anschließend, ob Sie die Kanne am Griff gut und bequem halten können. Jetzt probieren Sie auch, wie gut der Deckel paßt (siehe Punkt 9). Gießen Sie das Wasser langsam aus, um den Wasserstrahl zu überprüfen. Ist er klar, schön gerade und rinnt nichts aus dem Deckel, dann haben Sie eine gute Kanne in der Hand. Spritzt dagegen der Strahl, tropft und läuft das Wasser überall heraus, lassen Sie die Kanne im Laden.

Yin und Yang-Kannen
(Klassifikationsgrundlage ist hier die Ornamentlage)

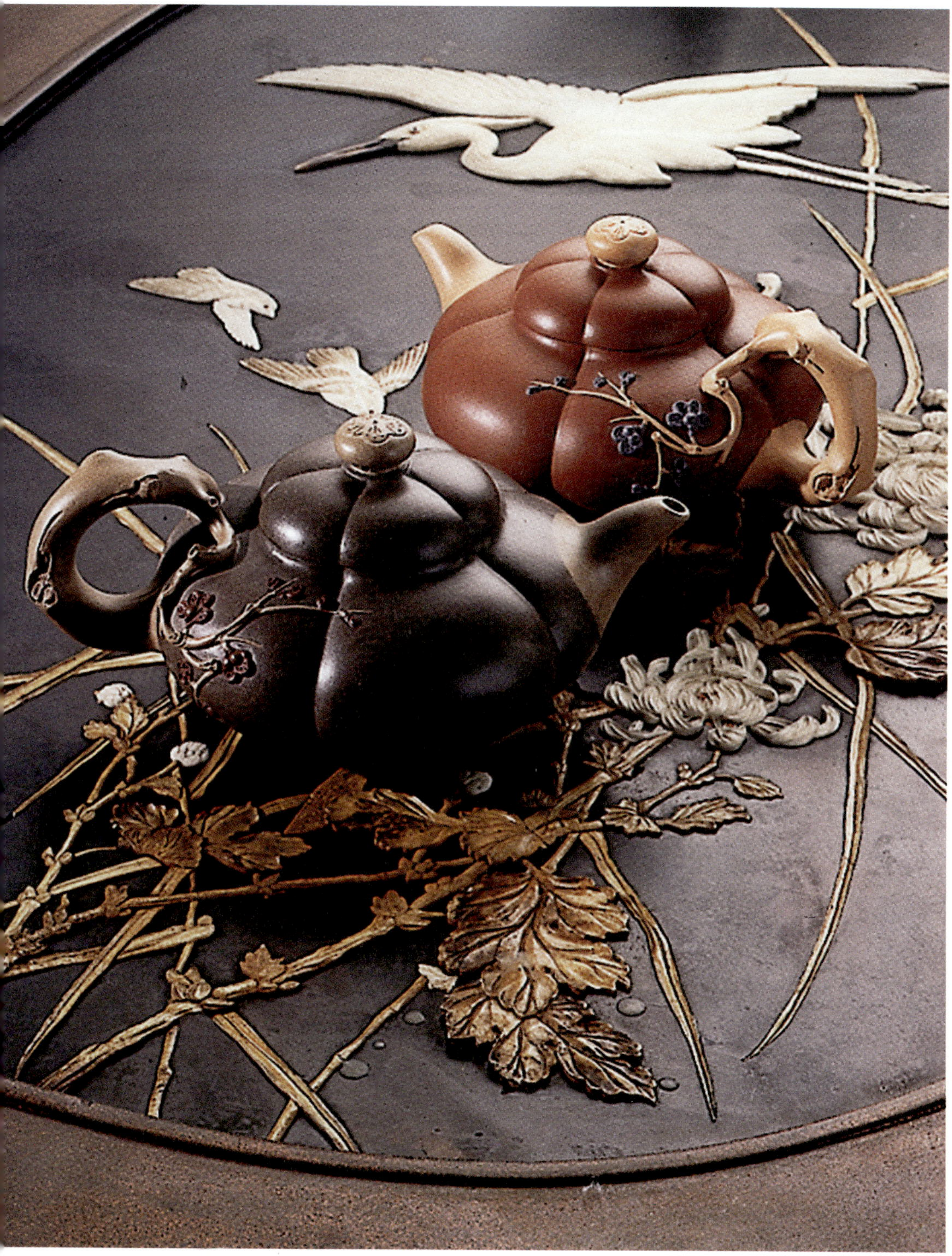

13. Ist die Kanne in Ordnung, fragen Sie, ob es zwei dieser Kannen – ein Kannen-paar gibt. Dann haben Sie die Möglichkeit, ein Yin und Yang-Kannenpaar zu erwerben

14. Zum Schluß klopfen Sie noch an der leeren Kanne. Ist der Ton klar, rein und eher hoch, so ist die Kanne für einen leichten Tee geeignet, wie z. B. den weißen Bai Mu Dan Tee (siehe Seite 63). Hören Sie einen kräftigen und tiefen Ton, verwenden Sie die Kanne für kräftigen, z. B. fermentierten Tee.

In einer neuen Kanne wird zu Hause nicht sofort Tee aufgebrüht. Dazu bedarf es zuerst einer gründlichen Vorbereitung:

Waschen

Füllen Sie kaltes Wasser in die Kanne und spülen Sie sie solange aus, bis der Sand weg ist. Mit einem sauberen (am besten neuen) Baumwolltuch wischen Sie dabei die Innenwände aus.

Temperieren

Legen Sie am besten ein neues Tuch auf den Boden eines großen Topfes und stellen Sie dann die Kanne darauf, den Deckel legen Sie daneben. Jetzt füllen Sie den Topf mit kaltem Wasser, bis die Kanne ebenfalls bedeckt ist. Schließen Sie den Topf mit einem Deckel und erhitzen Sie das Wasser bis es kocht. Stellen Sie den Herd ab und lassen Sie das Wasser wieder abkühlen. Mit diesem Verfahren machen Sie die Kanne gegenüber Temperaturschwankungen widerstandsfähiger.

Probekochen

Erhitzen Sie Wasser auf 100 Grad, füllen und übergießen Sie damit die Kanne. Zwei Minuten stehen lassen, dann das Wasser wieder ausgießen. Nun füllen Sie die warme Kanne zu einem Drittel mit Teeblättern – am besten Jasmintee – und übergießen ihn mit 100 Grad heißem Wasser. Verschließen Sie die Kanne mit dem Deckel und las-sen Sie alles ein bis zwei Tage stehen. Danach wird die Kanne zuerst mit dem Tee und anschließend mit 30 Grad warmem Wasser gewaschen. Diese Prozedur wird dreimal hintereinander wiederholt. Danach können Sie zum erstenmal Tee in Ihrer neuen Kanne aufbrühen. Auch wenn Sie den Tee jetzt einmal lange stehen lassen, wird sich kein Schimmel bilden und das Aroma bleibt lange erhalten.

Sammler in China bereiten ihre Kannen zunächst nach dieser Art vor. Direkt im Anschluß wird die Kanne erneut mit Jasmintee gefüllt, mit heißem Wasser aufgegos-sen, mit dem Deckel verschlossen und bis zum Erkalten ohne Bewegung stehengelas-sen. Nun wird die Kanne mitsamt dem Inhalt im Garten vergraben. Ein bis zwei Jahre bleibt sie unter der Erde. Auf diese Weise wird das übermäßige Feuer der Ton-Kanne, das bei deren Herstellung durch das Brennen entsteht, abgeführt. Damit kann das Wesen der Kanne im Idealfall von übermäßigem Yang zu einem ausgeglichenen Yin- und Yang-Zustand wechseln, oder die Kanne wird sogar leicht Yin. Gleichzeitig verschwindet ihr erdiger Geruch. Damit steigt nach chinesischer Vorstellung der Wert der Kanne. Eine alte, vor allem auch häufig benutzte Teekanne ist viel wertvoller und auch viel teurer als eine neue.

Auch Sie können etwas für die steigende Schönheit Ihrer Ton-Kanne tun: Massieren Sie sie immer wieder mit Ihren Händen. Das Teeöl und das Körperfett ziehen in die Tonwände ein, wodurch Farbe und Glanz der Kanne immer intensiver werden.

Übrigens: Sie sollten für jede Teesorte eine eigene Kanne besitzen. Damit bewahren Sie für immer das zarte Aroma und den feinen Geschmack jedes einzelnen Tees.

Yin und Yang-Kannen
(Klassifikationsgrundlage ist hier z. B. die Farbe)

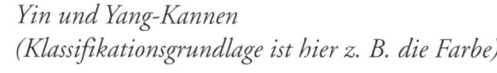

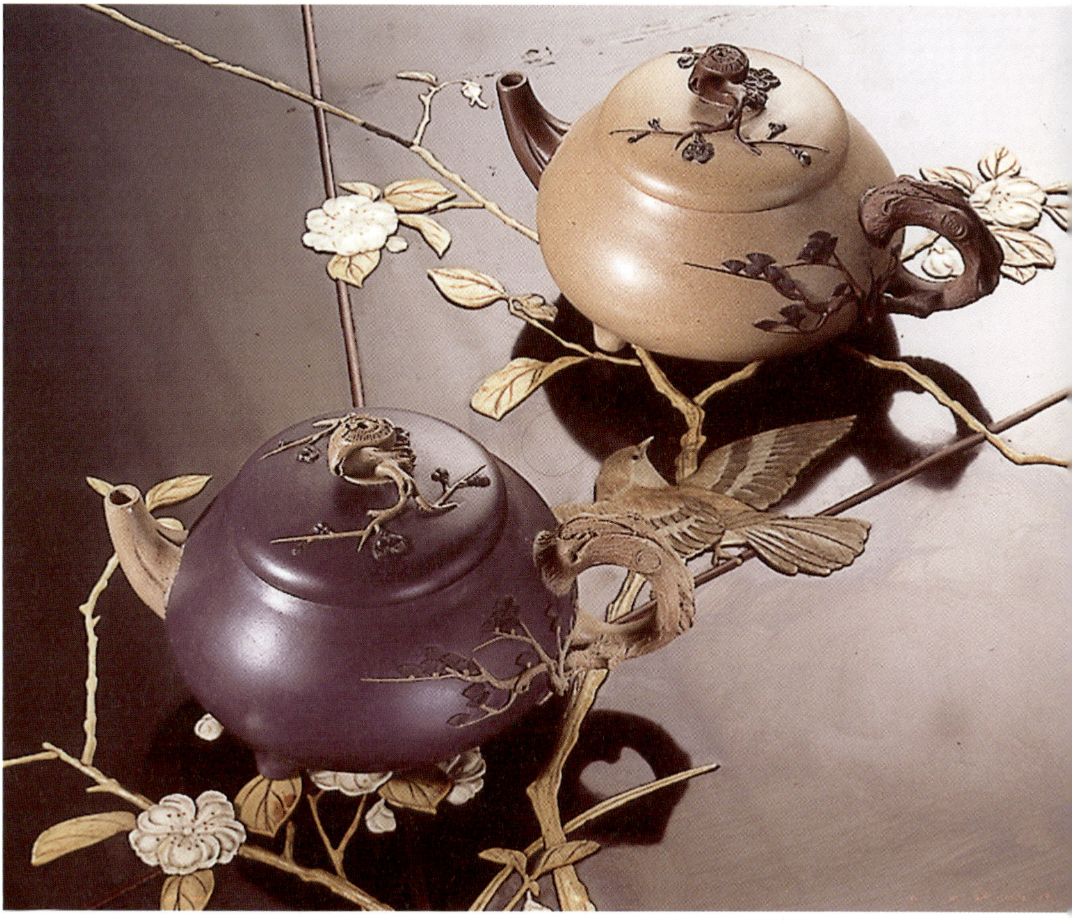

Wasser

Qualitativ gutes Wasser ist eine wichtige Voraussetzung für einen guten Tee. Schon vor Tausenden von Jahren wußten und beachteten die chinesischen Teemeister, daß schlechtes Wasser Geschmack und Aroma eines Tees verderben kann. Dabei ist es so, daß die Geschmacksbeeinträchtigung bei einem sehr guten Tee größer ist, als bei Tee minderer Qualität.

Sie müssen also nicht nur einen guten Tee, sondern auch das zu ihm passende Wasser finden.

Die Wasserqualität

In der chinesischen Literatur findet man viele Abhandlungen, in denen Teemeister mit großer Sorgfalt beschreiben, wie man Wasser von guter Qualität finden und damit einen guten Tee zubereiten kann.

Schon im alten China gab es nicht wenige ausgeklügelte Verfahren, um an bestes Wasser zu gelangen. In einer Geschichte beispielsweise wird empfohlen, Wasser aus der Mitte der zweiten von drei Stromschnellen des Jangtsekiang-Flusses zu schöpfen. Es heißt, daß „die obere Stromschnelle zu schnell und die untere zu langsam fließt, als daß das Wasser daraus einen harmonischen Charakter haben könnte. Die mittlere jedoch fließt vollkommen harmonisch und ihr Wasser hat daher auch harmonische Eigenschaften. Wasser aus der oberen Stromschnelle würde dem (Tee, Anm. d. A.) zuviel Körper geben, während es dem der unteren an Körper mangelt, dieses braucht daher so lange, um die Farbe anzunehmen, die man von einem Yang-Hsien-Tee erwartet."

Die von den alten Teemeistern zusammengetragenen Merkmale zur Beurteilung der Wasserqualität haben auch heute noch ihre Gültigkeit. Es gibt verschiedene Kriterien, nach denen wir das Wasser beurteilen können. Zum Beispiel nach der Herkunft des Wassers.

Wasserherkunft

Im ältesten chinesischen Text über Tee, dem Ch'a King, der von Lu Yü in den Jahren um 780 n. Chr. geschrieben wurde, sagt der Teemeister über die Qualität des Wassers Folgendes: „Reines, frisches Quellwasser aus den Bergen eignet sich vortrefflich für die Teezubereitung."

• Das Wasser von höchster Qualität kommt aus einer Quelle, am besten direkt von der Spitze eines Berges. Dieses Wasser ist frisch und mit Inhaltsstoffen nicht überladen. Es befindet sich in einem reinen Zustand und ist von der Umwelt noch nicht belastet. Also: oben besser als unten.

- Wasser einer noch guten Qualität kann man einem fließenden Gewässer (Bach, Fluß) entnehmen, vorausgesetzt, es ist nicht umweltbelastet.
- Stehendes Gewässer ist immer von schlechter Qualität.

Ein weiteres Kriterium für die Wasserqualität ist das Material, über das das Wasser fließt:
- Kies und Steine bewirken eine gute Qualität. Sind die Steine sogar weiß oder hellgelb, ist das Wasser von sehr guter Qualität. Haben die Steine einen hellgrünen oder braunen Belag, mindert das die Qualität des Wassers.
- Sand erzeugt Wasser von minderer Qualität.
- Erde bringt Wasser schlechter Qualität hervor.

Wasserqualitäten nach Herkunftskriterien:
- Quellwasser, am besten von der Spitze des Berges
- Wasser aus Bergbächen
- Wasser aus fließenden Gewässern
- Wasser aus einem Brunnen
- Grundwasser
- abgestandenes Leitungswasser

Wassereigenschaften

Alle Provinzen Chinas, in denen Tee angebaut wird, haben in den Bergen und in der Nähe der Anbaugebiete ihre speziellen, sehr guten Wasserquellen. Die Menschen dort sagen, das Wasser muß süß, leicht und sauber sein und sollte gute und wichtige Mineralsalze beinhalten.
Daraus ergeben sich weitere Kriterien für die Wasserqualität.
- leicht
- schwer
- süß
- sauber

Das Wasser aus einer Quelle von der Spitze des Berges ist bester Qualität, denn es ist leicht, süß und sauber. Das Wasser, das man in der Ebene findet ist zwar immer noch süß und (rein theoretisch) sauber, aber schon schwer und deshalb von nicht mehr ganz so guter Qualität.

Die Bezeichnung „das Wasser ist schwer" oder „leicht" hat in diesem Zusammenhang nichts mit seinem Gewicht zu tun, sondern beschreibt rein qualitativ den energetischen Zustand des Wassers. Oben an der Quelle ist das Wasser noch von leichter und reiner Energiequalität. Durch das Fließen verändert sich sein Zustand.

Kalkgehalt

Wir benutzen heute fast immer Leitungswasser zum Teekochen. Je nach Herkunft hat es eine sehr unterschiedliche Qualität mit zu hohen Härtegraden oder eventuell mit Zusatzstoffen wie Fluor oder Chlor. Ein zu hoher Kalkgehalt (Calziumsalze) des Wassers zerstört den feinen Teegeschmack, vor allem des fein duftenden grünen, weißen oder gelben Tees. Das Aroma eines kräftigen roten oder schwarzen Tees wird dadurch weniger beeinträchtigt.

Der Kalkgehalt wird in deutschen Härtegraden (dH) angegeben. Damit bezeichnet man den Calciumoxidgehalt (in Milligramm) in 100 ml Wasser. Die Skala reicht von 0 bis über 21 Grad. Ein hoher Härtegrad kann aus einem edlen Tee eine unangenehme Brühe machen, denn Kalk bindet die Gerbsäuren im Tee und bildet Flocken, die an der Oberfläche schwimmen. Wenn Sie den Härtegrad Ihres Wassers nicht kennen, rufen Sie bei Ihrem regionalen Wasserwerk an. Die Unterschiede können von Ort zu Ort gravierend sein!

Wenn Ihr Wasser Härtewerte von über 14 Grad dH hat, wäre die Anschaffung eines Wasserfilters sinnvoll. Die meisten dieser Filtergeräte arbeiten mit sogenannten Ionenaustauschern und sorgen für eine Ionenwanderung im Wasser, bei der die unerwünschten Salze (für die Wasserhärte verantwortlich) durch Wassermoleküle ersetzt werden. So werden also die Kationen (wie Calcium) durch Wasserstoffionen und die Anionen (wie Carbonat) durch Hydroxidionen ausgetauscht. Danach schmeckt der Tee tatsächlich besser, seine Farbe ist um einiges intensiver und der Aufguß klarer.

Wasserzubereitung

Teeblätter lieben ein weiches Wasser mit einem Härtegrad von bis zu 7 Grad dH. Ein so weiches Wasser fließt bei uns aber selten aus der Leitung. Was kann man tun?

1. Wenn Sie die Möglichkeit haben, verwenden Sie weiches Quell- statt Leitungswasser.
2. Nehmen Sie immer ganz frisches Wasser. Abgestandenes Wasser beispielsweise aus dem Boiler gibt dem Tee einen faden Geschmack.
3. Bringen Sie das Wasser mit starker Hitze zum Kochen.
4. Es reicht, wenn das Wasser nur kurz kocht (drei aufsteigende Blasen genügen). Längeres Kochen fällt zwar den Kalk aus, macht das Wasser aber schwer.
5. Erhitzen Sie das Wasser nur einmal. Auch durch mehrmaliges Erhitzen wird das Wasser schwer.
6. Verwenden Sie in jedem Fall abgekochtes Wasser.

Übrigens: auch Mineralwasser eignet sich nicht zum Kochen von Tee. Die darin enthaltene Kohlensäure kann den Teegeschmack negativ verändern. Bei den stillen Mineralwässern sind es die vielen Mineralsalze, die den Geschmack beeinflussen können.

In China gibt es für das Kochen von Wasser am Tisch, direkt neben der Kochstelle für den Tee – wie es vor allem für die „Kung-Fu"-Zeremonie (siehe Seite 43) benötigt wird – eine entsprechende Ausstattung. Wie alle Accessoires rund um die Teezubereitung kann auch dieses Zubehör vielfältig dekoriert und aus verschiedenen Materialien hergestellt sein.

Set aus Ton zum Wasserkochen am Tisch

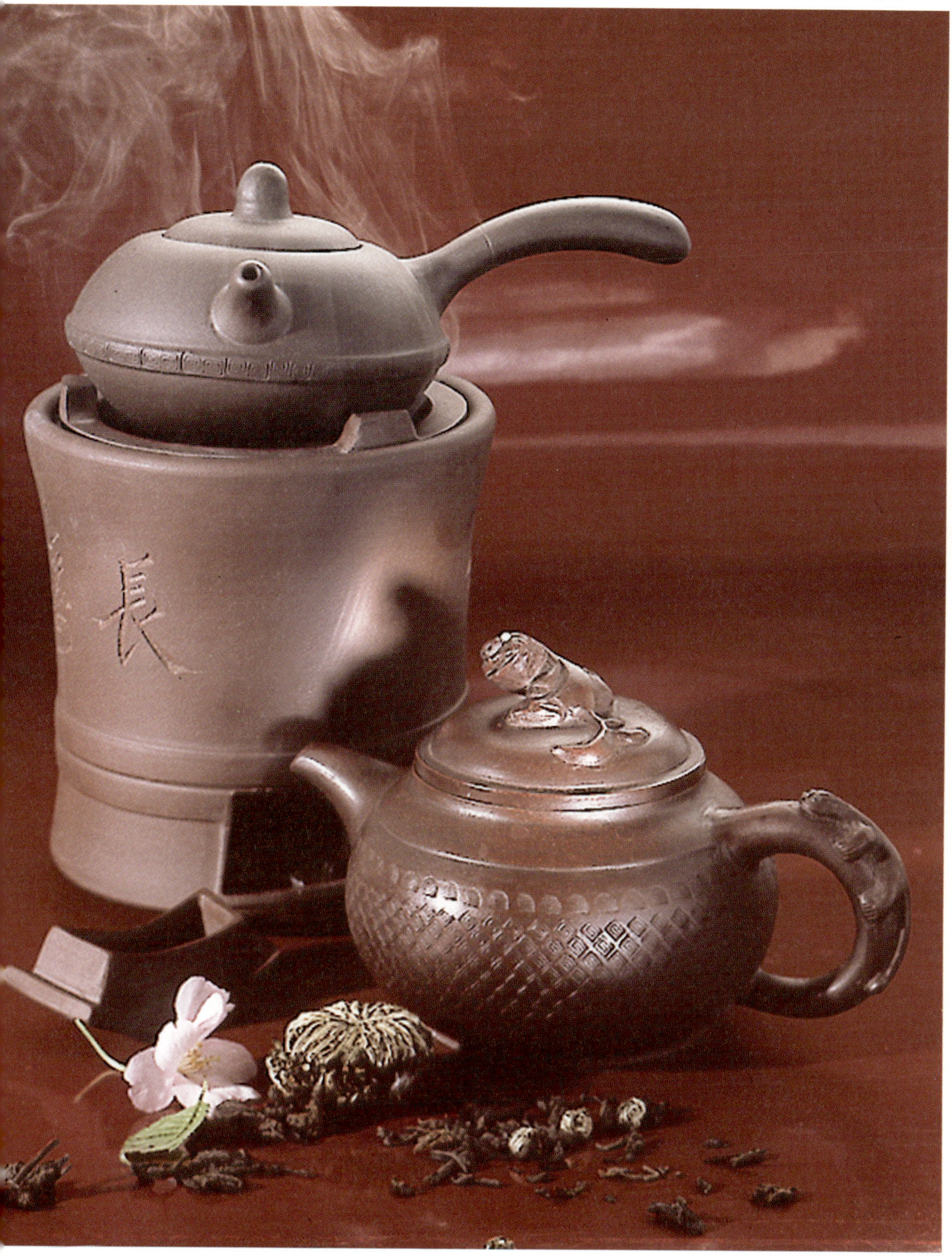

Teekochen

Auf den ersten Blick erscheint das Tee-Kochen eine einfache Sache: Wasser erhitzen, über den Tee gießen, ziehen lassen, fertig. Doch dies ist ein Irrtum, das Zubereiten eines guten Tees erfordert fast soviel Wissen und Erfahrung wie seine Herstellung. Die Chinesen greifen deshalb auch hier auf die Erfahrungen der alten Teemeister zurück. Für jeden Tee gibt es Besonderheiten, die seinen Geschmack und sein Aroma verbessern können, seine vollständige Wirkungsbreite zur Entfaltung bringen und einen vollkommenen Genuß ermöglichen.

Dazu kommt, daß nicht für jeden Menschen jeder Tee der richtige ist, die Geschmäcker und Vorlieben sind sehr verschieden. Vielleicht bekamen auch Sie schon einen Tee empfohlen, von dem Sie im Nachhinein enttäuscht waren. Beachten Sie daher drei Schritte:

1. Finden Sie den für Sie geeigneten Tee mit der entsprechenden Qualität.
2. Stellen Sie das für diesen Tee geeignete Wasser bereit, das Sie entsprechend richtig erhitzen.
3. Bereiten Sie den Teeaufguß richtig zu. Testen Sie das für Sie richtige Mengenverhältnis von Tee und Wasser aus. Setzen Sie Wasser mit der richtigen Temperatur ein und halten Sie die richtige Zeit für das Ziehen der Teeblätter ein.

Haben Sie diese drei Punkte erfüllt? Dann steht Ihnen nichts im Wege, ein wohlriechendes und -schmeckendes Getränk zu genießen, das Sie durch sein einwandfreies Aroma erfreut und dessen Wirkung auf Gesundheit und Wohlbefinden vollständig entwickelt und erhalten ist.

Das Wasser und seine Temperatur

Nicht für jeden Tee ist 100 Grad heißes Wasser gut. Bei manchen Tees kann eine zu hohe Temperatur wichtige Inhaltsstoffe (z. B. Vitamine) zerstören, den Geschmack bitter und das Aroma flach werden lassen.

Die unterschiedlichen Teile der Teepflanze, deren Verarbeitungsart und die Teebeschaffenheit (Teeknospen, junge oder vollentwickelte Teeblätter, je nach Sorte) stellen unterschiedliche Anforderungen an die Wassertemperatur.

Wasser mit hoher Temperatur, ca 100 Grad, wird benutzt bei:

• Tee, der aus älteren, voll entwickelten Blättern hergestellt ist,

• schweren Tees, wie z.B. dem Yun Nan Dian Hong Tee,

• gepreßtem Tee. Das Pressen geschieht aufgrund der Lagerung häufig bei schwarzem Tee. Er muß dann vor dem Kochen erst zerkleinert werden. Während des Ziehens kann so ein Tee sogar kurz gerührt werden. Nach anderen Zubereitungsarten wird dieser Tee in kaltes Wasser gegeben, mit dem Wasser aufgekocht und

TEEKOCHEN

kurze Zeit weitergekocht Auf diese Weise kann der stark zusammengedrückte Tee sich mit dem Wasser verbinden und so seinen guten Geschmack entfalten (siehe Seite 83).

Wasser mit einer Temperatur zwischen 85 und 90 Grad wird benutzt bei:
• Tee, der vom Gewicht her leicht ist, z. B. Bai Mu Dan Tee,
• grünem, gelbem und weißem Tee von normaler Qualität.

Wasser mit nur ca 80 Grad wird benutzt bei:
• Tee aus Knospen und dem ersten und zweiten noch jungen Blatt, wie beispielsweise grünem, gelbem oder weißem Tee von sehr guter Qualität. Dazu zählen beispielsweise der weiße Yin Zhen Bai Hao (siehe Seite 66) oder der gelbe Jun Shan Yin Zhen Tee (siehe Seite 69). Allgemein wird ein grüner, weißer, gelber oder roter Tee nie so wie der schwarze oder gepreßte Tee, zusammen mit dem Wasser aufgekocht.

Bei den Tees, die nicht so hohe Temperaturen vertragen, wird das Wasser vor dem Aufgießen auf die gewünschte Temperatur abgekühlt.

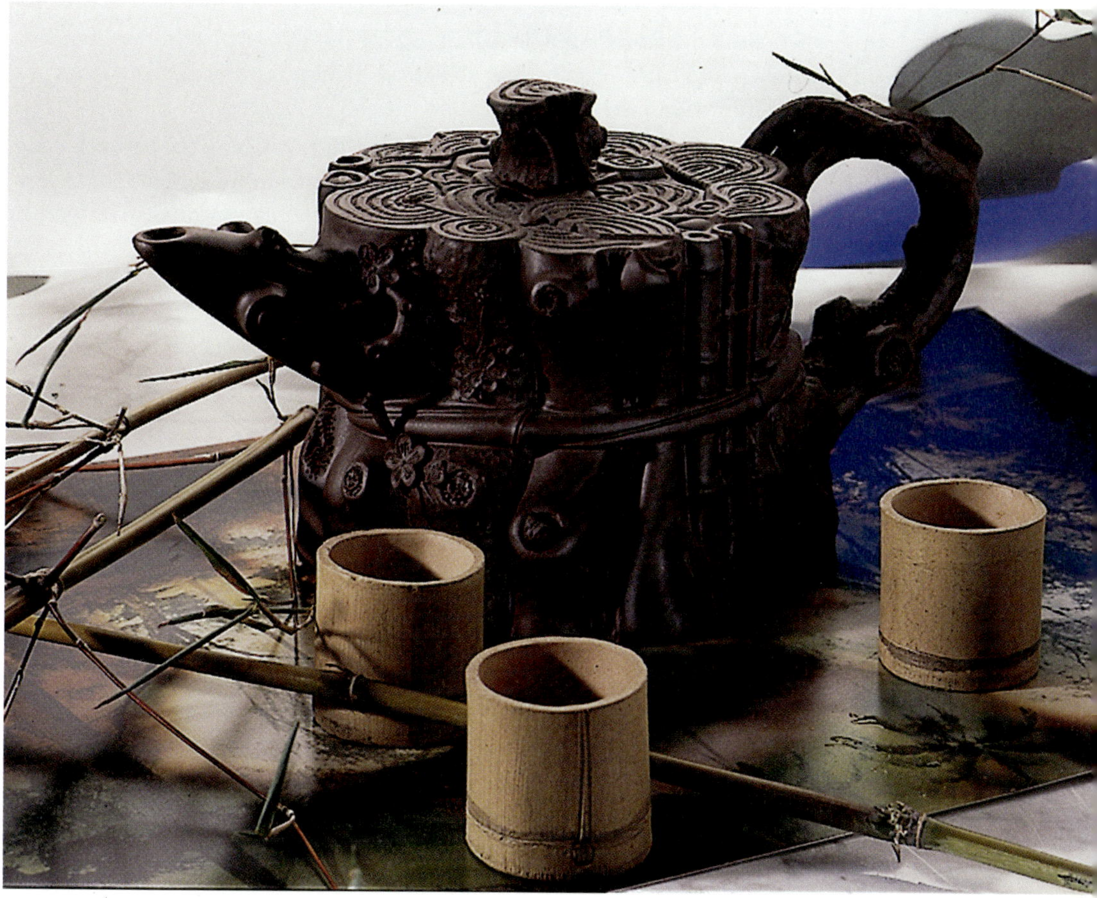

45

Das Aufgießen

Auch die Art, wie man das Wasser über den Tee gießt, ist in China von großer Bedeutung. Während bei uns das Wasser oft so nah wie möglich an der Kanne eingegossen wird, gießt man in China das Wasser aus einer großen Entfernung über den Tee. Dabei werden drei Verbeugungen gemacht, indem der Wasserbehälter dreimal nahe an die Öffnung der Teekanne gebracht und wieder entfernt wird. Dieses Vorgehen erlaubt eine gute Durchmischung des Tees, was vor allem bei dem zweiten oder weiteren Aufgüssen wichtig ist.

Diese Art, einen Tee aufzugießen, beruht auf Achtsamkeit und die Verbeugung ist Sinnbild für die Entstehung einer harmonischen Atmosphäre, ohne die die Gastfreundschaft und die Verehrung, die man dem Gast in der chinesischen Kultur entgegenbringt, nicht denkbar wären.

Die Teewäsche

Einige Tees muß man kurz mit dem Aufgußwasser (in der entsprechenden Temperatur!) bedecken und dann gleich wieder abgießen. Man nennt dies die Teewäsche und sie hat bestimmte Gründe:

1. Einige Tees weisen einen Fremdgeruch auf. Der Bi Luo Chun-Tee beispielsweise. Er wird meist zwischen Obstbäumen angebaut und nimmt deshalb den Obstaber auch den Grasgeruch an. Mit dem ersten kurzen Aufguß wird der Grasgeruch beseitigt, so daß man den angenehmen und zunächst überdeckten Obstduft genießen kann.

2. Anderen Tees, die von Natur aus sehr bitter sind oder als bitter empfunden werden, kann durch das Waschen diese Bitterkeit genommen werden.

3. Wird ein Tee sehr stark zubereitet, z. B.: der Wu Long-Tee bei der Kung-Fu-Zeremonie (siehe Seite 95); ist er äußerst bitter und erheblich koffeinhaltig. Das Waschen reduziert die Bitterstoffe und das Koffein.

4. Es gibt Tees, wie etwa den Pu Er-Tee, die sehr lange gelagert werden, bevor man sie genießt. Mit der Teewäsche wird der Staub, der sich über die Jahre hinweg gesammelt hat, beseitigt.

Wie lange läßt man einen Tee ziehen?

Sind die Teeblätter zu wenig lange mit dem Wasser in Kontakt gewesen, hat der Aufguß eine wenig entwickelte Farbe und keinen vollen Geschmack. So ein Tee hat eine schwache Wirkung auf den Körper.

Läßt man den Tee zu lange im Wasser ziehen, wird der Geschmack bitter und die Wirkung negativ. Die Aufgußfarbe wird, wenn es kein schwarzer oder roter Tee ist,

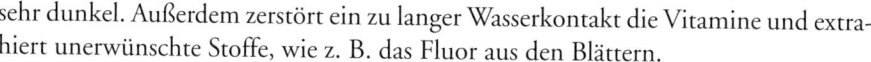

sehr dunkel. Außerdem zerstört ein zu langer Wasserkontakt die Vitamine und extra-
hiert unerwünschte Stoffe, wie z. B. das Fluor aus den Blättern.

Die jeweils richtige Aufgußzeit ist also schon wichtig.

Die Zeit, die wir einen Tee ziehen lassen, ist stark vom eigenen Geschmack und
vor allem von der Kochart („normales" Kochen oder Kung-Fu-Art) abhängig. Wir
geben hier nur allgemeine Richtwerte an, die Sie selbst bei jedem Tee austesten müssen.
Unsere Angaben beziehen sich auf die „normale" Kochweise; die Kung-Fu-Art wird
separat vorgestellt.

Prinzipiell lassen Sie einen leichten Tee, wie den Bai Mu Dan und einen aus alten,
großen Blättern wie den Pu Er-Tee ein wenig länger ziehen. Auch den roten Tee kann
man länger im Wasser lassen. Beim ersten Aufguß kann der Tee zwischen 3 und 4
Minuten oder länger ziehen.

Einen schweren Tee dagegen oder einen aus jungen Blättern setzen Sie ein wenig
kürzer, 1 bis 2 Minuten, dem Wasser aus. Beim zweiten und jedem weiteren Aufguß
braucht auch dieser Tee einen etwas längeren Wasserkontakt. Die Richtwerte werden
bei den einzelnen Tees angegeben.

Das Verhältnis von Tee zu Wasser

Für einen optimalen Geschmack muß das Verhältnis Tee zu Wasser stimmen. Mehr
Tee ergibt einen bitteren, kräftigeren, mehr Wasser einen leichteren, lieblicheren
Geschmack. Normalerweise nimmt man 1 g Tee auf 30 bis 50 g (ml) Wasser. Um das
Volumen des benötigten Tees zu erfahren ist es ratsam, die Menge am Anfang einmal
abzuwiegen. Die Menge kann nämlich sehr unterschiedlich ausfallen, je nach Blätter-
form (gerollt, ganze oder gepreßte Blätter) und Verarbeitung (Blattgröße und -gewicht).
Beispielsweise ist der Bai Mu Dan-Tee leicht und voluminös im Vergleich zu anderen
Teesorten und mit einem Löffel können Sie deshalb sehr unterschiedliche Mengen
nehmen. Wir werden also bei den einzelnen Tees die Mengen in Gramm angeben.

Diese Mengen können je nach gewünschtem Geschmack verändert werden. Ex-
perimentieren Sie ruhig mit den Mengen, Sie werden überrascht sein, welche Vielfalt
an Geschmacksnuancen Ihnen ein und derselbe Tee bieten kann.

Tee muß schwimmen

Tee braucht, wie ein Mensch auch, Raum und Freiheit, sich zu entfalten. In der
Teekanne muß deshalb genügend Platz für die Blätter sein. Sie müssen frei in der
Kanne schwimmen können, dann ist ihr Kontakt zum Wasser optimal und dieses
nimmt Geschmacks- und Wirkstoffe vorzüglich auf. Sie erhalten einen Aufguß mit
voll entwickeltem Geschmack und Aroma.

Also ist das Einquetschen des Tees in eine Teekugel nicht sehr vorteilhaft. Sie müssen
dabei mehr Tee verwenden, um den gleichen Geschmack wie bei losen Blättern zu
erhalten und je mehr Tee Sie nehmen, um so weniger Platz hat er, um sich zu entfalten.

Auch ein Tee im Beutel leidet an Geschmacks- und Aromamangel. Zudem werden dafür meist minderwertige Teequalitäten verwendet. Und weil auch in einem Beutel große Teeblätter zu wenig Platz hätten, nimmt man zerbröselten Tee.

Aus all diesen Gründen schwören Teekenner auf das „Zwei-Kannen-System": In der ersten wird der Tee aufgegossen und dort zieht er, anschließend wird er in die zweite Kanne umgegossen und zum Trinken bereitgestellt.

Das Mischen von Tee

Der beste Tee ist der, der alleine, ungemischt und ohne Zutaten getrunken wird. Mischt man verschiedene Teesorten zusammen, kann das die Feinheiten der einzelnen Tees zerstören. Wenn gemischt wird, dann meist Tees minderer Qualität oder solche, die mit Blumen gemischt einen besonderen Geschmack, ein feines Aroma oder eine vorteilhafte Wirkung ergeben.

Letzteres ist vor allem in Zusammenhang mit dem Einfluß eines Tees auf die Yin-Yang-Balance des Körpers interessant. So kann man je nach Befinden und nach Wetterlage bestimmte Tees zusammen kochen, beispielsweise:
- Bei starker Sommerhitze wird gerne grüner Tee wie Bi Luo Chun und Long Jing zusammen mit Chrysanthemen (s. Seite 60) gekocht. Die Funktion dieser Mischung ist stark Yin, da der Tee wie auch die Blumen Yin sind. Solch ein Tee bietet sich als Vorbeugung gegen übermäßige Hitze und bei Beschwerden, deren Ursache die Hitze ist, wie z. B. eine Sommererkältung, an.
- Manchmal ist eine ausgewogene Wirkung in der Mitte zwischen Yin und Yang angesagt. Dazu bietet sich eine Mischung an, die einen Yin- und Yang-Anteil hat, wie z. B. schwarzer Pu Er-Tee (Yang) mit Chrysanthemen (Yin) (s. Seite 89) oder der Jasmintee (s. Seite 111), der aus Jasminblüten (Yang) und einem grünen Tee (Yin) besteht.

So kocht man einen „normalen" Tee

Es gibt spezielle Tees, die brauchen eine bestimmte Zubereitung. Diese stellen wir in diesem Buch immer im Kapitel über den jeweiligen Tee vor. Grundsätzlich aber kann man jeden Tee auch auf eine ganz gewöhnliche Art zubereiten. Wenn Sie die folgenden Punkte beachten, kann nichts schief gehen:
1. Je nach Sorte wird der Tee vor dem Aufgießen gewaschen.
2. Geben Sie den Tee lose, also ohne Tee Ei etc. in die Kanne. Ideal ist das Zwei-Kannen-System. Achten Sie je nach Teesorte auf das entsprechende Material der Kanne.
3. Gießen Sie das Wasser aus einer größeren Entfernung in die Kanne um den Tee gut durchzumischen.
4. Erhitzen Sie das Wasser bis zum Kochen (dreimal aufblubbern lassen), nehmen Sie es sofort vom Herd und lassen Sie es, wenn notwendig, bis zur erforderlichen Temperatur abkühlen.

5. Beachten Sie die unterschiedlichen Ziehzeiten für die einzelnen Teesorten!

6. Ein Tee läßt sich normalerweise zwei- bis dreimal aufgießen. Auch bei diesen weiteren Aufgüssen sind Wassertemperatur und Ziehzeit wichtig.

7. Gießen Sie den Tee nachdem er gezogen hat sofort in eine zweite Kanne ab. In die Tasse wird er dann aus nächster Nähe eingeschenkt, das schont die wichtigen und guten Inhaltsstoffe des Tees.

8. Trinken Sie Ihren Tee immer warm. Kalter Tee verliert Geschmack und Wirkung.

Sie können Ihren Tee auch direkt in der Tasse aufbrühen. In China hat man dazu spezielle Behälter entwickelt wie die Cha-Zong-Tasse/Kanne aus Porzellan. In Nordchina trinkt man den Jasmintee gerne daraus. Einige Regeln dazu:

1. Kühlen Sie das Wasser nach dem Kochen auf 85 Grad ab.

2. Geben Sie etwa 3 Gramm Tee in die Tasse, abhängig von der Teesorte, dem Geschmack und nicht zuletzt von der Tassengröße.

3. Lassen Sie den Tee in der zugedeckten Tasse 1 Minute ziehen

4. Nehmen Sie anschließend den Deckel ab, schauen Sie den Tee an, riechen Sie daran und trinken Sie ihn dann langsam, mit Genuß und innerer Ruhe. Die Teeblätter bleiben in der Tasse

5. Ist der Tee bis auf $^1/_3$ ausgetrunken, gießen Sie ihn erneut auf. Bis zu dreimal, je nach Teesorte, Qualität und Geschmack auch mehrmals, können Sie diese Prozedur wiederholen. Für die Anzahl der möglichen Aufgüsse sind Geschmack, Farbe und Aroma ausschlaggebend.

Eigenschaften	Teesorte	Wasser-temperatur	Kannen-Material	Bemerkungen
Yang	Wu Long	100 °C	Ton oder Porzellan	Wird auch nach der Kung Fu-Art zubereitet.
Yang	schwarzer	100 °C	Ton oder Porzellan	Kann je nach Tee im Wasser kurze Zeit mitgekocht werden.
Yang	roter	100 °C	Ton oder Porzellan	
Yin	grüner	80 oder 85 – 90 °C	Glas oder Porzellan	Tee sehr guter und guter Qualität (Knospe mit erstem und zweiten Blatt) niedrige Temperatur ca. 80 Grad.
Yin	weißer	80 oder 85 – 90 °C	Porzellan oder Glas	Tee sehr guter und guter Qualität (Knospe mit erstem und zweiten Blatt) niedrige Temperatur ca. 80 Grad. Ein leichter Tee braucht eine Temperatur zwischen 85 und 90 Grad.
Yin	gelber	80 oder 85 – 90 °C	Porzellan oder Glas	Tee sehr guter und guter Qualität (Knospe mit erstem und zweiten Blatt) niedrige Temperatur ca. 80 Grad.
Yin, Yang oder in der Mitte	Blumentee	Zur Herstellung des Tees sind die Wassertemperatur und das Kannenmaterial abhängig von den verwendeten Mischungskomponenten: Blumen und Tee siehe Seite 111.		

Teesorten

In China wird Tee zu jeder Tageszeit getrunken: morgens, nach dem Essen, nachmittags, in der Freizeit, beim Fernsehen,
nach dem Sport, beim Lesen und nach der
Arbeit. Neben den vielen positiven Auswirkungen auf die Gesundheit besitzt Tee auch
eine erfrischende und anregende Wirkung
und sein Aroma vertreibt Streß und schafft
eine harmonische Atmosphäre.

Am Morgen ist es die Hauptaufgabe des
Tees, wach zu machen und die Konzentrationsfähigkeit zu steigern.

Am Abend, vor dem Schlafengehen,
wenn man empfindlich auf Koffein reagiert, sollte man am besten keinen Tee trinken. Der Koffeingehalt ist nach Teesorte
sehr unterschiedlich. Auch, ob das Koffein
an Gerbstoffe gebunden oder frei ist verändert seine Wirkung. So können beispielsweise manche Menschen nach dem Genuß
eines grünen Tees nicht einschlafen, nach
dem Genuß von Wu Long Tee jedoch haben sie keine Probleme damit.

Tee unterstützt und stabilisiert den natürlichen Körperrhythmus. Nach einem
konzentrierten Tag kann man den Abend
genießen und gut schlafen.

Tee löscht den Durst und hilft durch
seine diuretische Wirkung dem Körper, an-
gesammelte Giftstoffe leichter auszuscheiden. Wichtig für alle, die viel mit Strahlen
(TV, Computer, Röntgen etc.), Farben und
anderen Giftstoffen zu tun haben oder ihren Körper durch Nikotin und Alkohol
belasten.

Tee stabilisiert die Zusammenarbeit der
inneren Organe, vor allem von Magen und
Milz, was die Verdauung positiv beeinflußt.
Die Verstoffwechslung (besonders von
Kohlenhydraten und Fetten) wird angeregt,

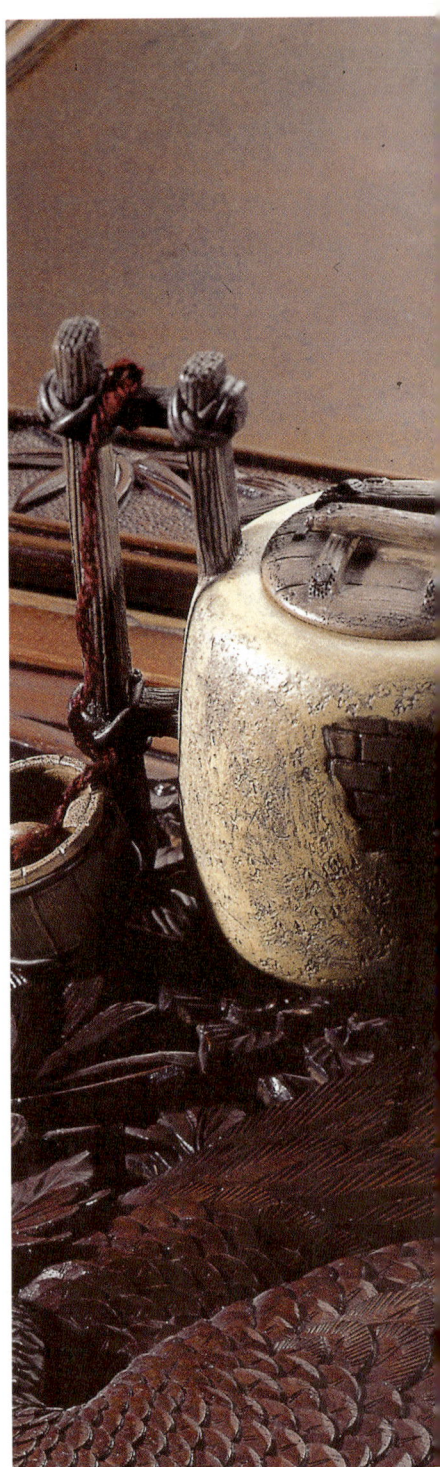

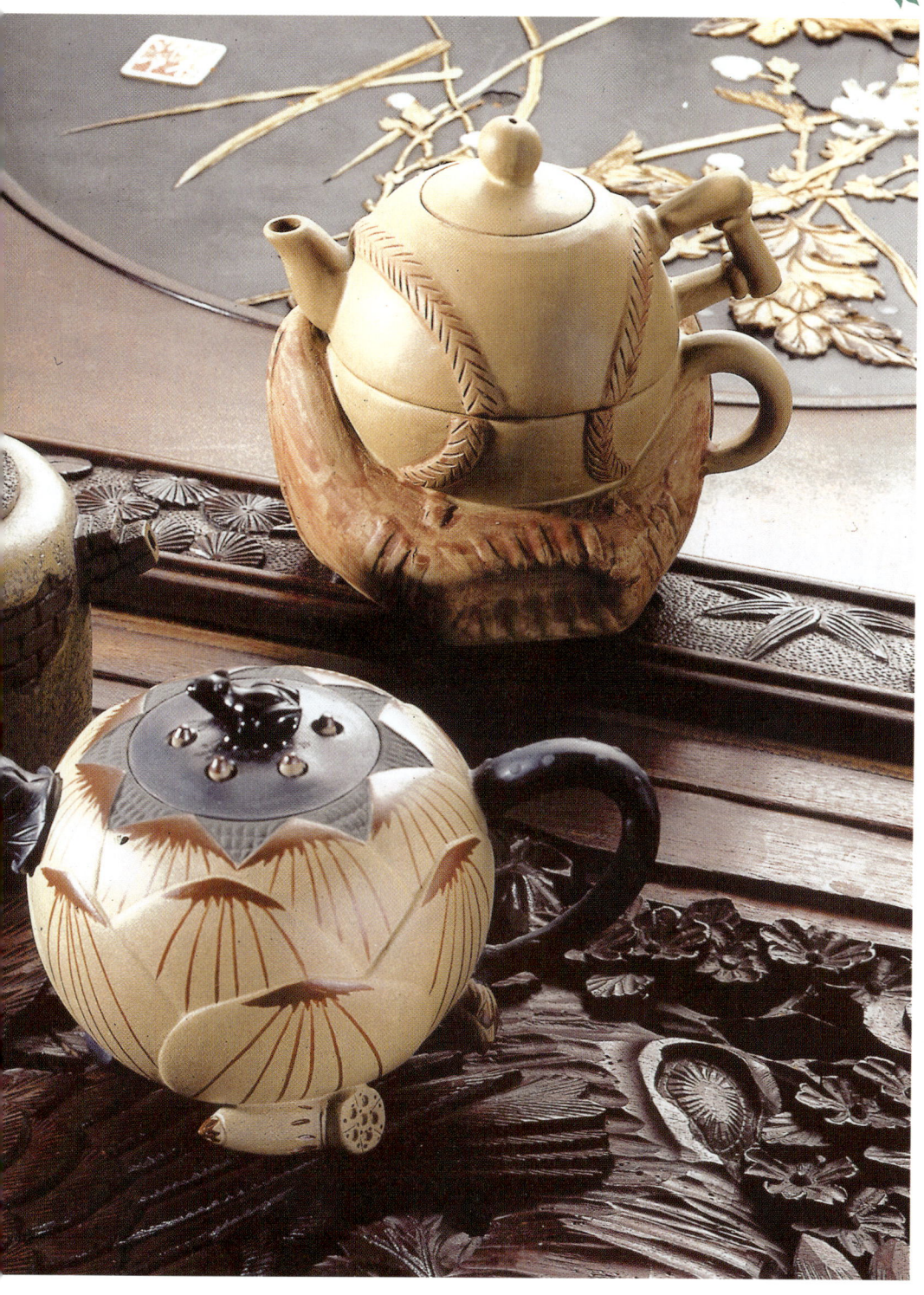

die guten und wichtigen Stoffe werden besser aufgenommen, ein übermäßiger Blutfettspiegel wird gesenkt. Dadurch ist Tee auch ein hervorragendes Hilfsmittel bei einer Gewichtsreduktionsdiät. Tee unterstützt viele Körperfunkionen, darum sagt man in China: „Wenn der Mensch gut verdaut, dann wird der Körper gut genährt und dem Abbau von Energie, Qi, Blut und Körperflüssigkeiten entgegengewirkt."

Hat der Körper zu viel schlechtes Feuer oder schlechte Energie, was sich durch Yang-Symptome bemerkbar macht (s. Seite 20/21), kann dies mit Hilfe eines kühlenden, also Yin-Tees reduziert werden. Auch Menschen, die von außen mit Feuer belastet sind (Köche, Metallarbeiter etc.) können mit einem Yin-Tee die negativen Auswirkungen verringern. Häufiger Genuß von gegrilltem Fleisch und stark gewürztem Essen reichert den Körper ebenfalls mit schlechter Energie und Feuer an. Der richtige Tee hilft auch hier.

Leidet der Körper dagegen unter einem Energiemangel, gibt es Tees, die den Körper wärmen, seine Energie und sein Qi aufbauen. Wenn man morgens nicht richtig wach wird und lange braucht, um die nötige Energie für den Tag zu mobilisieren, löst ein wärme- und energiespendender Tee das Problem.

Ein regelmäßiger Teegenuß ist für das Heilen und Vorbeugen vor Krankheiten von Bedeutung. Wird der Tee zu einem Bestandteil des täglichen Lebens, führt er mit seinen Inhaltsstoffen dem Körper kontinuierlich wichtige Substanzen zu. Ohne deren Mangel behält der Körper lange seine Energie.

Wichtige Voraussetzung ist eine Selbstdiagnose (s. Seite 27), um entsprechend reagieren zu können. Sammeln Sie deshalb eigene Erfahrungen mit den Tees und beobachten Sie Ihre Körperfunktionen. Aber der Einfluß der Tees ist leicht und sanft, erst häufiger und regelmäßiger Genuß übt daher eine medizinische Wirkung aus. Doch mit der Zeit bekommt man ein sicheres Gespür dafür.

Die einzelnen charakteristischen Funktionsweisen werden bei der Vorstellung der verschiedenen Tees beschrieben.

Tee wird nach vielen unterschiedlichen Kriterien (s. Seite 25) klassifiziert. In China ist die Einteilung nach Teefarbe und -herstellung von großer Bedeutung. Die Tees werden dort folgendermaßen gruppiert:

Farbe	*Herstellungsmerkmal*
grüner Tee	nicht fermentiert
weißer Tee	nicht fermentiert
gelber Tee	leicht und nur teilweise fermentiert
roter Tee	fermentiert
schwarzer Tee	fermentiert, wird häufig in gepreßter Form angeboten
Wu Long-Tee (Oolongtee)	halbfermentiert
Blumentee	besteht aus zwei Komponenten: Blumen und Tee (z. B. Jasmintee aus Jasminblüten und grüner Tee, oder Rosentee aus Rosenblüten und roter Tee)
Kräutertee	Sie können zusammen mit anderen Tees zur Unterstützung ihrer Wirkung zubereitet werden (☞ Wu Long-Tee, s. Seite.106)

Dieser Tee-Klassifizierung läßt sich noch der Yin- und Yang-Aspekt (kühlende bzw. wärmende Funktion) zuordnen. Man kann davon ausgehen, daß etwa 80 Prozent aller Teesorten diese Merkmale besitzen:

- grüner Tee   Yin
- weißer Tee   Yin
- gelber Tee   Yin
- roter Tee   Yang
- schwarzer Tee   Yang
- Wu Long-Tee   Yang
- Blumentee   je nach Eigenschaften der Komponenten und deren Mischungs-
verhältnis Yin oder Yang oder neutral zwischen Yin und Yang.
(☞ Blumentee, s. Seite 111)

Sie werden jetzt entsprechend dieser Klassifizierung aus jeder Gruppe jeweils zwei Tees kennenlernen. Dazu erzählen wir Ihnen aus der Geschichte der chinesischen Teetradition etwas über ihre Entdeckung und Charakteristisches über ihre Herstellung. Natürlich erfahren Sie auch die optimale Zubereitung der jeweiligen Tees.

So hat die Kung-Fu-Zeremonie mit dem kleinen Kannen- und Tassen-Set eine starke zeremonielle Ausstrahlung und vermittelt Ruhe und Harmonie. Bei einer anderen Zubereitungsart, z.B. in der Glaskanne, wird das Auge stimuliert, wenn, wie beim Yin Zhen-Tee (s. Seite 66 und 69) die Teeknospen langsam vom Kannenboden zur Wasseroberfläche aufsteigen oder beim Long Jing-Tee (s. Seite 58) die Blätter sich langsam entfalten und versinken.

Betrachtet man all diese Aspekte des Teegenusses, so hat man die Möglichkeit, durch eine entsprechende Wahl des Tees und der richtigen Herstellung des Teeaufgusses den Tageslauf so zu gestalten, daß man Harmonie, Entspannung und Ruhe findet. Und ganz nebenbei lernt man den guten Geschmack und die positive Auswirkung auf die Gesundheit schätzen.

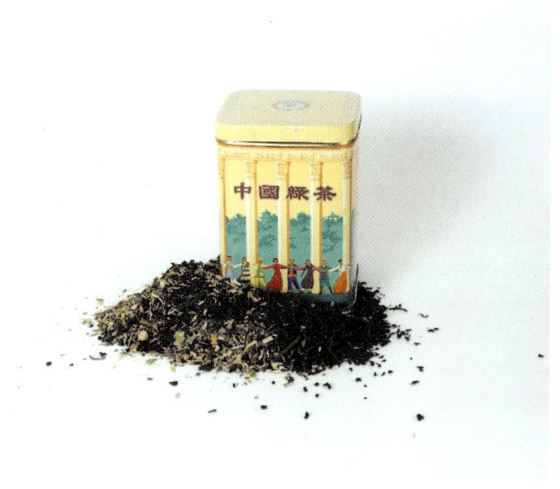

Grüner Tee

In China steht der grüne Tee, was die Vielfalt anbelangt, an erster Stelle. Jede der 17 Provinzen (An Hui, Fu Jian, Gan Su, Guang Dong, Guang Xi, Gui Zhou, Hai Nan, He Nan, Hu Bei, Hu Nan, Jiang Su, Jiang Xi, Shan Xi, Shan Dong, Si Chuan, Yun Nan und Zhe Jiang) produziert verschiedene Tees und stellt eigene Teesorten her. Nicht nur die unterschiedlichen Teepflanzen, auch das verschiedene Klima und die anderen Böden führen zu charakteristischen Feinheiten der Tees. Hinzu kommt die häufig geheimgehaltene Verarbeitung der Teeblätter.

Die Sorten sind sehr unterschiedlich in Bezug auf Aussehen, Aroma, Geschmack und vor allem auch in ihrer Wirkung auf die menschliche Gesundheit.

Tee-Ernte

Die Auswahl der Blätter auf dem Feld erfordert viel Erfahrung und Wissen. Je nach Sorte wird die Knospe mit dem ersten bis zweiten Blatt sehr sorgfältig gepflückt und darauf geachtet, daß die jungen, saftigen und für den jeweiligen Tee geeigneten Pflanzenteile abgenommen werden.

Verarbeitung

Wie wir schon gehört haben, wird die Aktivität der Fermente beim grünen Tee durch kurzes Erhitzen auf etwa 280 Grad in einer gußeisernen Pfanne unterbunden. Viele wichtige Inhaltsstoffe bleiben dadurch erhalten. Sie verleihen dem grünen Tee seine Vorzüge und Besonderheiten in Aroma und Geschmack und begünstigen seine Wirkung auf den menschlichen Organismus.

Lagerung

Grüner Tee altert schneller als schwarzer und sollte daher frisch, innerhalb eines Jahres verbraucht werden. Nur wenige grüne Tees eignen sich für eine längere Lagerung. Es ist wichtig, daß man grünen Tee richtig aufbewahrt, damit er sein natürliches Aroma und seinen zarten Duft nicht verliert. Kaufen Sie deshalb nur kleine Mengen, die Sie bald verbrauchen.

Zubereitung

Die jungen Blätter und die Knospen können schnell Schaden erleiden. Schon bei der Herstellung wird daher auf sorgfältigen Umgang und korrekte Verarbeitung geachtet.

Auch der fertige Tee ist empfindlich. Achten Sie darauf, daß das Wasser nach dem Kochen auf 75 bis 85 Grad abkühlt. Lassen Sie grünen Tee nur kurze Zeit ziehen (ca. 1 bis 2 Minuten, abhängig vom jeweiligen Tee) sonst geben die Blätter vermehrt Bitterstoffe ab und der Tee kann letztlich ungenießbar werden.

Das Wesen des grünen Tees ist vorwiegend Yin (s. Seite 53). Er kühlt den Körper je nach Sorte mehr oder weniger stark. Diese Wirkung kann durch zu heißes Wasser und zu langes Ziehen verloren gehen. Deshalb verwendet man für einen grünen Tee am besten eine Kanne aus Glas oder Porzellan, die die Hitze nicht so lange hält. In einer Glaskanne kann man das Entfalten der Blätter am besten beobachten.

Der frisch aufgegossene grüne Tee verbreitet einen angenehmen, natürlichen, aromatischen und klaren Duft und verwöhnt den Gaumen mit feinen Aromen.

Je nach Sorte und Qualität kann der grüne Tee sogar mehr als dreimal aufgegossen werden, ohne seine Vorzüge einzubüßen.

Wirkung

Der grüne Tee zeichnet sich vorwiegend durch seinen Yin-Aspekt aus. Seine besondere Wirkung auf den menschlichen Körper wird durch die jeder Sorte eigene Herstellungsart unterstützt und weiter entwickelt. Durch sein kühlendes Wesen eignet er sich besonders für Menschen, die an einem Yang-Überfluß leiden. Er wirkt entspannend und wohltuend, steigert und verbessert die Konzentration und beseitigt Müdigkeit. So eignet er sich weniger für einen Genuß vor dem Schlafengehen, sondern sehr gut am frühen Nachmittag und direkt nach dem Mittagessen, denn er verbessert die Verdauung und regt sie an.

碧螺春

Bi Luo Chun (Pi Lo Chun)

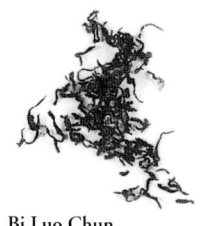

Bi Luo Chun

Dieser Tee hat seinen Namen von seinen spiralförmigen Blättern. Der Manchu Kaiser K'ang Hsi (1662 – 1774) trank diesen köstlichen Tee während einer Reise durch die südlichen Provinzen Chinas und war begeistert. Der Tee wird in der Stadt Su Zhou in der nördlich von Shanghai gelegenen Provinz Jiang Su und heute auch in Formosa (Taiwan) angebaut. Diese Provinz ist nicht nur durch den feinen Tee, sondern auch wegen ihrer guten Obstsorten berühmt. Auf den Plantagen werden die Bäume des Bi Luo Chun mit den verschiedenen Obstbäumen abwechselnd in Reihen gepflanzt. So erhält der Tee einen natürlichen Duft der Obstblüten und Früchte. Weil der Bi Luo Chun aber auch den Geruch der Wiese, auf der er wächst, annimmt, wird dieser Geruch mit dem ersten Aufguß weggewaschen. Der beständigere Obstduft bleibt. Beim Aufgießen der Teeblätter wird man daher mit den verschiedensten lieblichen, fruchtigen Aromen, wie z. B. Mango, verwöhnt. Der Bi Luo Chun gehört zu den altbekannten, traditionellen 10 besten Tees Chinas.

QUALITÄT

Der Handel bietet viele verschiedene Qualitäten des Bi Luo Chun an. Die beste ist allerdings schwer zu bekommen und auch ziemlich teuer.

Gepflückt werden die Knospen mit dem ersten bis zweiten Blatt.

Die besondere Verarbeitung verleiht den Teeblättern ihre spiralige Form und bewahrt dem Tee die dunkelgrüne Farbe seiner frischen Blätter. Die Blätter des chinesischen Bi Luo Chun sind nur leicht gedreht und kürzer als die des taiwanesischen.

WIRKUNG UND BEDEUTUNG

Da der Bi Luo Chun vom Charakter Yin ist und kühlend auf den Körper wirkt, eignet er sich sehr gut, das übermäßige Yang zu reduzieren. Er ist also gut für Menschen, die unter zuviel Yang leiden, weniger für Personen, die Symptome für Yang-Mangel aufweisen. Wer wenig Yang hat, sollte diesen Tee nicht im Übermaß und mit Vorsicht genießen und dabei auf die Veränderungen des Wohlbefindens achten.

Sind die Yang-Symptome stark und leidet man unter Entzündungen im oberen Körperbereich, hilft Bi Luo Chun, das innere Feuer zu vermindern und das Yin-Yang-Gleichgewicht wieder herzustellen. Er lindert Entzündungen von Leber, Lunge und Magen.

Bi Luo Chun zeigt eine sehr starke belebende und anregende Wirkung und macht wach. Am Nachmittag getrunken, verbessert er die Konzentrationsfähigkeit, ermöglicht ein gutes Denkvermögen und vertreibt die Müdigkeit.

Nach einem ausgiebigen Essen tut Bi Luo Chun gut, vor allem, wenn man zuviel und sehr häufig feuerhaltige Nahrung gegessen hat. Dazu zählen Lebensmittel, die starkem Feuer oder großer Hitze ausgesetzt wurden, wie beispielsweise gegrilltes Fleisch, Käsefondue und Fritiertes. Die starke Hitze kann man auch daran erkennen, daß man nach einem solchen Essen unreine Haut bekommt oder Entzündungen im oberen Körperbereich, wie etwa dem Zahnfleisch.

Die diuretische Wirkung der Inhaltsstoffe steigert die Harnausscheidung, so daß Giftstoffe, deren Ursache ein übermäßiges Feuer ist, ausgeschwemmt werden. Übermäßiges Feuer stellt eine Quelle der Disharmonie dar. Konsumiert man zuviel feuerhaltige Nahrung, sammeln sich im Körper Stoffwechselreste und Giftstoffe an, was sich zum Beispiel in unreiner Haut zeigt. Die diuretische Wirkung des Tees begünstigt die Ausscheidung dieser Stoffe.

EIGENSCHAFTEN

Teeblätter:	*Farbe:*	dunkelgrün
	Form:	die trockenen Blätter sind spiralartig gedreht
Teeaufguß:	*Farbe:*	grün
	Aufguß:	sehr klar
	Geschmack:	stark und bittersüß
	Aroma:	angenehmer guter Geruch, häufig mit einem Nebenduft nach verschiedenen Obstsorten und deren Blüten
	Aspekt:	Yin, kühlt den Körper

ZUBEREITUNG

Dosierung:	ca. 5 g auf 0,5 Liter Wasser
Wassertemperatur:	ca. 80 Grad
Ziehzeit:	1 bis 2 Minuten
Waschen:	der dem Tee anhaftende Grasgeruch wird mit dem ersten Aufguß abgewaschen
Kanne:	aus Porzellan
Aufgußanzahl:	2 bis 3mal

龍 井

Long Jing (Lung Ching)

Der Name bedeutet „Drachenbrunnen" (Long = Drachen und Jing = Brunnen). Viele Geschichten ranken sich um diesen Tee. Eine davon berichtet, wie der Tee zu seinem Namen kam:

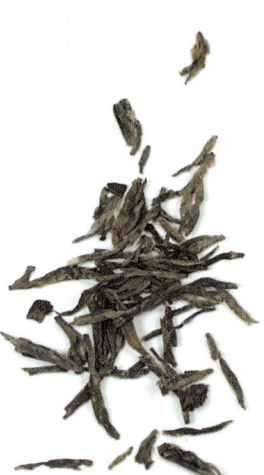

Long Jing

2*50 Jahre n. Chr. glaubte ein Taoist, daß nicht weit von Hang Zhou in einer Quelle ein Drache wohne. Einmal gab es in dieser Gegend eine langdauernde Trockenheit und die Bauern baten vergebens um Regen. Der Taoist hatte Erbarmen mit ihnen und flehte den Drachen in der Quelle an, ihnen zu helfen. Bald darauf zogen Wolken am Himmel auf und der ersehnte Regen kam. Darauf nannte man den alten Tempel neben der Quelle „Drachenbrunnen" und der dort angebaute Tee erhielt seinen Namen. Seinen Geschmack und sein Aroma entfaltet der Long Jing mit Wasser aus dieser Quelle am besten.*

Der beste Long Jing stammt aus der Umgebung von Hang Zhou, der Hauptstadt der Provinz Zhe Jiang (südlich von Schanghai). Hang Zhou gilt als eine der schönsten Städte Chinas und ist nicht nur wegen des sehr guten Tees sondern auch wegen der vielen guten Wasserquellen bekannt. Außerdem wachsen in der malerischen Landschaft wunderschöne Blumen, wie beispielsweise die Chrysanthemen.

Die Spitzensorten des Long Jing gehörten schon immer zu den 10 besten traditionellen Tees in China. Viele schätzen ihn als den feinsten grünen Tee überhaupt. In früheren Zeiten wie auch heute noch wird dieser Tee vor allem in der politischen Szene bei offiziellen Anlässen den ausländischen Gästen angeboten, was dem Tee den Namen „Chinesen-Tee" einbrachte.

Leider wird der Long Jing auch oft nachgeahmt und gefälscht. Zu erkennen ist er an seinem feinen Geschmack und Aroma sowie an seinem Herkunftsort, der Provinz Zhe Jiang.

QUALITÄT

Die Art der geernteten Blätter, die Sorte des Baumes, das Klima und die Bodenbeschaffenheit sind verantwortlich für die Qualität dieses Tees. Auch Erntezeit und Verarbeitung spiegeln sich in der Feinheit dieser Sorte wider. So liefert die Frühlingsernte die höchste Qualität. Es ist die Zeit vor dem „Fest des klaren Lichts", vor der kommenden Regenzeit, also zwischen Mitte März und Mitte April. In diesen Wochen wird täglich gepflückt. Diese erste Pflückperiode ergibt durch sorgfältige Auswahl der Knospen und Teeblätter die drei absoluten Spitzensorten des Long Jing:

1. **Lian Xin:** nur die Knospen
2. **Qi Qiang:** Knospe mit dem ersten voll entwickelten Blatt
3. **Que She:** Knospe mit dem ersten und zweiten voll entwickelten Blatt

Diese Tees muß man sorgfältig verpackt aufbewahren, da Aroma und Geschmack so zart sind, daß sie durch den Kontakt mit Luft schnell zerstört würden.

Die Teeblätter des Long Jing sehen unscheinbar aus, haben die Form langgezogener schmaler Plättchen und eine jadegrüne Farbe.

Die Spitzensorten des Long Jing sind sehr teuer und außerhalb Chinas bzw. Hongkongs kaum erhältlich. Eine gute Qualität kann man jedoch auch bei uns im Fachhandel zu erträglichen Preisen bekommen.

Benutzen Sie eine Kanne aus Glas und genießen Sie den Anblick der versinkenden und sich entwickelnden Blätter!

WIRKUNG UND BEDEUTUNG

Long Jing Tee wirkt auf den Körper nur leicht kühlend, da er nur einen leichten Yin-Aspekt aufweist. Er kann sowohl von Personen, die Yang sind, als auch von solchen, die zuwenig Yang-Energie haben, getrunken werden.

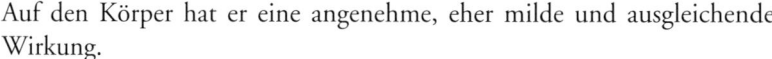

Auf den Körper hat er eine angenehme, eher milde und ausgleichende Wirkung.

Der Long Jing ist wie jeder grüne Tee sanft anregend und belebend. Er fördert den Blut- und Qi-Kreislauf, baut das Qi (die Energie) im Körper wieder auf und beseitigt Beklemmungen in der Brust. Er verbessert die Konzentrationsfähigkeit und vertreibt hervorragend Müdigkeit.

Long Jing Tee wirkt sich positiv auf die Leberfunktion aus. Dadurch lindert er Augenprobleme nicht nur symptomatisch, sondern auch im Sinne der TCM ursächlich. Deshalb hilft der Tee, Augenstörungen wie beispielsweise unklares Sehen (vor allem nach einer anstrengenden Tätigkeit) zu mildern und die Gesundheit der Augen zu verbessern.

Wer zu niedrigem Blutdruck neigt, sollte den Long Jing mit Vorsicht und nicht zu häufig genießen, denn er hat eine leicht blutdrucksenkende Wirkung. Wer sehr stark darauf reagiert, sollte Long Jing meiden und einen anderen Tee bevorzugen. Im Sinne der TCM wirkt der Long Jing einem hohen Blutdruck und dem sogenannten bösartigen Hitzefluß entgegen. Dieses durch eine Yin-Yang-Disharmonie hervorgerufene Ungleichgewicht in der Yin-Yang-Energie läßt sich häufig an den oben beschriebenen Symptomen für Yang-Übermaß und vor allem an Entzündungen im oberen Körperbereich diagnostizieren

Long Jing fördert die Verdauung und hilft bei Blähungen. Gerade nach fettem Essen unterstützt er Magen und Milz bei ihrer Arbeit, fördert ihre Zusammenarbeit und reinigt die Verdauungsorgane. Genießen Sie diesen Tee deshalb direkt nach und vor allem zwischen den Mahlzeiten wie Mittag- und Abendessen.

Trinken Sie Long Jing bei Symptomen wie Völlegefühl, Aufstoßen, Durchfall und Übermaß an Schleim. Weil durch die bessere Verdauung Fette besser und schneller verarbeitet und ausgeschieden werden, eignet sich Long Jing für alle, die gegen lästige Pfunde kämpfen.

Sein diuretischer Effekt unterstützt die über die Niere ablaufende Ausscheidung belastender Schadstoffe, die wir mit der Nahrung aufgenommen haben.

EIGENSCHAFTEN

Teeblätter:	*Farbe:*	jadegrün
	Form:	regelmäßige, längliche Plättchen
Teeaufguß:	*Farbe:*	schönes helles Smaragdgrün
	Aufguß:	sehr klar
	Geschmack:	mild, leicht blumig, langanhaltend, sehr angenehm mit wenig Bitterkeit, und leicht süßem Nachgeschmack
	Aroma:	leicht, blumig-erdig, sehr angenehm
	Aspekt:	leicht Yin, schon fast neutral.

ZUBEREITUNG

Dosierung:	ca. 5 bis 10 g auf 0,5 Liter Wasser
Wassertemperatur:	etwa 80 Grad
Ziehzeit:	3 Minuten, da die Teeblätter über dem Wasser eingestreut werden
Kanne:	aus Glas oder Porzellan, auch ein großes Porzellangefäß wie z. B: die Cha-Zhong-Tasse (s. Abbildung auf Seite 108) ist geeignet
Aufgußanzahl:	2 bis 3mal
Beachten:	Teeblätter mit der Hand oder einem Löffel über das Wasser streuen, Kanne nicht mit dem Deckel verschließen

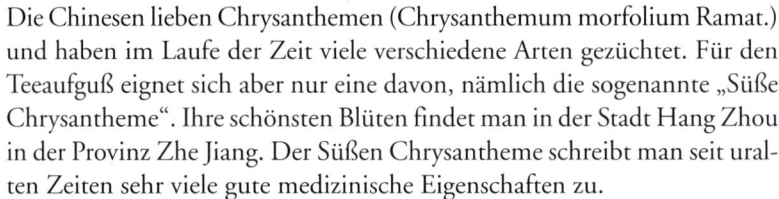

Long Jing (Lung Ching) Teezubereitung mit Hang Zhou Ju Hua (Chrysanthemen)

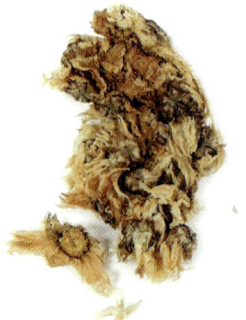

Hang Zhou Ju Hua
(Chrysanthemen)

Die Chinesen lieben Chrysanthemen (Chrysanthemum morfolium Ramat.) und haben im Laufe der Zeit viele verschiedene Arten gezüchtet. Für den Teeaufguß eignet sich aber nur eine davon, nämlich die sogenannte „Süße Chrysantheme". Ihre schönsten Blüten findet man in der Stadt Hang Zhou in der Provinz Zhe Jiang. Der Süßen Chrysantheme schreibt man seit uralten Zeiten sehr viele gute medizinische Eigenschaften zu.

Die getrockneten Blumen können zusammen mit Tee, aber auch alleine mit Wasser aufgegossen werden.

Chrysanthementee ist im Sinne der TCM ein kühlendes Getränk, deshalb wird er vor allem im Süden Chinas während der Sommerhitze gerne zusammen mit dem Long Jing Tee getrunken.

QUALITÄT

Auch Chrysanthemen werden in verschiedenen Qualitäten angeboten. Ebenso wie beim Tee sind Anbau, Pflege und Bodenbeschaffenheit, Pflükken der Blumenblüten, Trocknen, Verarbeitung bis hin zum Verpacken für die Qualität verantwortlich.

WIRKUNG UND BEDEUTUNG

Da sowohl Long Jing als auch die Chrysanthemen Yin sind, entspricht auch die Teezubereitung diesem Wesen. Sie wirkt kühlend und beseitigt übermäßiges Feuer, das auf äußere oder innere Ursachen zurückzuführen ist. Äußere Ursachen sind Sommerhitze („Windhitze"-Erkrankungen) und intensiver, langer Kontakt mit zuviel Feuer (Köche). Inneres „Feuer" entwickelt sich aus den Yin-Yang-Disharmonien der inneren Organe und wird durch feuerhaltige Nahrung wie gegrilltes Fleisch oder stark und scharf

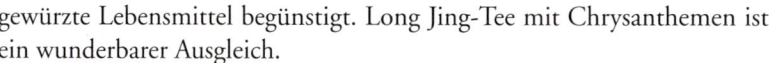

gewürzte Lebensmittel begünstigt. Long Jing-Tee mit Chrysanthemen ist ein wunderbarer Ausgleich.

Auch bei zuviel Leberfeuer und Entzündungen in der oberen Körperhälfte hilft dieser Tee. Bei roten und entzündeten Augen kann man die überbrühten Chrysanthemen auch als Kompresse verwenden, während der getrunkene Tee die Sehkraft und Gesundheit der Augen verbessert.

Wenn Sie berufsbedingt mit vielen Giften (z. B. Röntgenstrahlen) in Kontakt kommen, nutzen Sie die antitoxische und entgiftende Wirkung dieses Tees.

EIGENSCHAFTEN

Teeblätter:	*Farbe:*	naturweiß bis gelb
	Form:	ganze Blüten
Teeaufguß:	*Farbe:*	hellgelb
	Aufguß:	klar
	Geschmack:	bitter süß
	Aroma:	angenehm, blumig
	Aspekt:	Yin, wirkt kühlend auf den Körper

ZUBEREITUNG

Dosierung:	Chrysanthemen:	ca. 5 bis 10 g auf 0,5 Liter Wasser
	Long Jing-Tee:	ca. 5 bis 10 g auf 0,5 Liter Wasser
		Bei heißem Wetter oder innerer Hitze werden mehr Blumen genommen. Ist Ihnen der Blumengeschmack unangenehm, erhöhen Sie den Tee-Anteil.
Wassertemperatur:	Chrysanthemen:	ca. 100 Grad
	Long Jing-Tee:	ca. 80 Grad
Ziehzeit:	Chrysanthemen:	ca. 3 bis 5 Minuten warten, dann sollte das Wasser auf etwa 80 Grad abgekühlt sein
	Long Jing-Tee:	ca. 3 Minuten, die Teeblätter werden über dem Blumenaufguß eingestreut.
Waschen:	Chrysanthemen:	der Staub wird mit dem ersten Aufguß weggewaschen (bei frischen Blumen muß nicht gewaschen werden
	Long Jing-Tee:	wird nicht gewaschen
Kanne:	aus Glas oder Porzellan	
Aufgußanzahl:	2 bis 3mal	
Beachten:	Zuerst werden die Chrysanthemen in die Kanne gegeben und mit dem kochenden Wasser gewaschen. Anschließend gießt man die Blumen mit 100 Grad heißem Wasser auf und läßt sie zugedeckt ziehen. Nach der Ziehzeit und nachdem der Blumenaufguß auf die für den Tee gewünschte Temperatur abgekühlt ist, werden die Blumen herausgenommen bzw. die Flüssigkeit wird abgegossen. Jetzt wird der Tee auf den Aufguß gestreut und man läßt ihn bei offener Kanne ziehen.	

Weißer Tee

Er wird auch heute noch als der seltenste und beste gepriesen: der weiße Tee. Feine, flaumige, silberfarbene Härchen an den jungen saftigen aber auch an den getrockneten Blättern und an den Knospen geben ihm sein Aussehen.

Während der Sung-Dynastie (960-1280) wurden hohe Preise für diese Tees bezahlt und schon Kaiser Hiu Tsung (1101-1126) pries ihre Qualität.

Die für den Anbau geeigneten Pflanzen werden mit großer Sorgfalt ausgesucht. Die Pflege der Bäume erfordert viel Erfahrung und Wissen aber auch viel Arbeit. Jedes Jahr im Herbst und Winter werden die Bäume mit spezieller Nahrung versorgt, damit sie im Frühling schnell und gut wachsen. Die neuen Knospen sind dick, groß, lang und saftig.

Ebenso wie die anderen Tees gibt es auch vom weißen viele Sorten, die sich durch Geschmack und Wirkung unterscheiden.

Tee-Ernte

Die sorgfältige Behandlung beim Pflücken entscheidet über die hohe Qualität des weißen Tees. Der Erntezeitpunkt beeinflußt seine gesundheitliche Wirkung.

Die erste und zweite Ernte: Yin Zhen-Tee

Die Frühlingsernte bringt die beste Qualität. Dafür werden die ausgesuchten Knospen mit dem ersten und zweiten voll entwickelten Blatt gepflückt. Noch im gleichen Arbeitsvorgang auf der Plantage werden die beiden Blätter vom Stengel genommen. Die nun sehr lang aussehende Knospe wird sorgfältig in einen mit einem Tuch geschützten Korb gelegt. Die abgezwickten Blätter bleiben auf dem Feld liegen und so dem Boden wieder als Nahrung zugeführt. Die Knospen, die wie silberne lange Nadeln einer Spritze (Yin Zhen) aussehen, werden sofort weiterverarbeitet und ergeben einen Tee der Spitzenqualität.

Die dritte, vierte und die Herbsternte

Die späteren Ernten liefern einen Tee mit einer anderen Wirkung. Zum Jahresende hin werden die Knospen schon deutlich kleiner. Zusammen mit dem ersten und zweiten schon entwickelten Teeblatt werden sie oft wie der weiter unten beschriebene Bai Mu Dan Tee verarbeitet.

VERARBEITUNG

Auch der weiße Tee wird nicht fermentiert, die Arbeit der Fermente durch kurzes Erhitzen unterbrochen. Dadurch werden wie beim grünen Tee die wertvollen Inhaltsstoffe geschützt. Und gerade sie verleihen dem weißen Tee seine vorzügliche Wirkung.

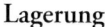

Lagerung

Bewahren Sie weißen Tee fern von fremden Gerüchen auf. Kaufen Sie nur kleine Mengen, denn weißer Tee altert schnell und sollte deshalb immer frisch, innerhalb eines Jahres aufgebraucht werden.

ZUBEREITUNG

Weißer Tee verträgt keine zu hohen Temperaturen. Das Aufgießwasser sollte 90 Grad nicht überschreiten. Ideal ist daher eine Kanne aus Glas. Für die Spitzenqualität Yin Zhen ist sie auch aus optischen Gründen schön: die Teeblätter beginnen in der Kanne zu wandern, mal sind sie an der Oberfläche, dann wieder am Boden. Dieses Schauspiel, so erzählt man sich, wiederholt sich dreimal.

Für die Zubereitung eines Bai Mu Dan-Tees eignet sich eine Porzellankanne am besten.

Die Farbe des Aufgusses ist hellgrün, heller als die des grünen Tees. Der Tee hat ein würziges und doch mildes Aroma und einen angenehmen Geschmack.

WIRKUNG

Die teurere Frühjahrs-Spitzen-Ernte zeigt die beste Wirkung auf die Gesundheit. Dieser Tee ist Yin und paßt deshalb sehr gut zu Menschen, die ein Energieübermaß haben. In der Zeit der Sommerhitze, aber auch bei Fieber hilft er, das Feuerübermaß im Körper zu reduzieren. Ist der Körper mit viel Gift belastet, trägt der weiße Tee dazu bei, es schnell und gut wieder auszuscheiden.

Ab der dritten Ernte ist der weiße Tee nur mehr leicht Yin und paßt zu Menschen, die sich in einem ausgeglichenen Yin-Yang-Zustand befinden.

白牡丹

Bai Mu Dan (Pai Mu Tan)

Bai Mu Dan heißt auf Deutsch „Weiße Päonie" (Pfingstrose). Ein Dorf in der Provinz Jiang Su stellt die beste Qualität her. Schon seit über 2000 Jahren trinkt man diesen Tee dort. Entsprechend viel Erfahrung haben die Bewohner mit der Teeherstellung. Etwa im Jahre 1940 haben dortige Produzenten die Herstellung des Bai Mu Dan überarbeitet. Der fertige Tee bekam das Aussehen einer Augenbraue. „Shou Mei" kann man mit „Augenbraue eines alten Mannes" übersetzen und unter diesem Namen wird der Tee oft auch angeboten. Der Shou Mei Cha ist also ein sehr junger, erst 60 Jahre alter Tee und wird in vielen Provinzen angebaut.

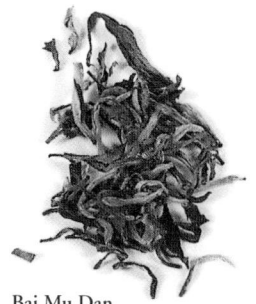

Bai Mu Dan

QUALITÄT

Sie finden viele verschiedene Qualitäten dieses Tees auf dem Markt. Der beste, aus der silbergrünen Knospe und ein bis zwei silbrig bis hellbraunen Blättern, wird unter beiden Namen, Bai Mu Dan und Shou Mei Cha angeboten.

Dieser Tee wird nur sehr wenig bearbeitet und nach Möglichkeit an der Sonne getrocknet. Er kommt also in Farbe und Aroma den frischen Blättern am nächsten.

EIGENSCHAFTEN

Teeblätter:	*Farbe:*	silbergrün und hellbraun
	Form:	leicht gebogen, wie Augenbrauen (je nach Verarbeitung)
Teeaufguß:	*Farbe:*	hellgrün
	Aufguß:	klar
	Geschmack:	zart, edel, wenig bitter mit süßem Nachgeschmack
	Aspekt:	leicht Yin, schon fast neutral, wird häufig in der Mitte zwischen Yin und Yang klassifiziert.

ZUBEREITUNG

Dosierung:	ca. 3 g auf 0,5 Liter Wasser
Wassertemperatur:	etwa 85 bis 90 Grad
Ziehzeit:	2 Minuten
Waschen:	nicht nötig
Kanne:	vorzugsweise aus Porzellan und Glas, aber auch Ton ist möglich
Aufgußzahl:	2 bis 3mal
Beachten:	Wundern Sie sich nicht, der Tee ist sehr leicht und die 3 g ergeben eine recht große Menge. Die Kanne wird nach dem Aufgießen zugedeckt.

WIRKUNG UND BEDEUTUNG

Der Bai Mu Dan hat ein sehr leichtes Yin-Wesen und wirkt leicht kühlend. In der Mitte zwischen Yin und Yang eignet er sich gut für Personen, die Yang, aber auch für solche, die leicht Yin sind. Wegen seiner energetischen Ausgewogenheit ist er in China sehr beliebt und wird vorwiegend am Morgen getrunken.

Der Tee beseitigt Müdigkeit und ist ideal für alle, die mit dem Wachwerden am Morgen Probleme haben. Außerdem steigert er die Konzentration und das Denkvermögen.

Bai Mu Dan öffnet die Lunge und beseitigt deren Beklemmung. Er fördert deren Funktion und sorgt so für einen guten Luftaustausch. Im Sinne der TCM reguliert die Lunge das Qi des ganzen Körpers und ist am gesamten Qi- und Blutkreislauf beteiligt. Die Lunge ist somit auch für den Qi-Aufbau durch die Atmung verantwortlich.

Bai Mu Dan baut also das Qi und die Körperenergie wieder auf und hilft Magen und Milz bei der Verdauung, die dadurch langsam und leicht, aber viel besser wird, da der Stoffwechsel angeregt und unterstützt wird.

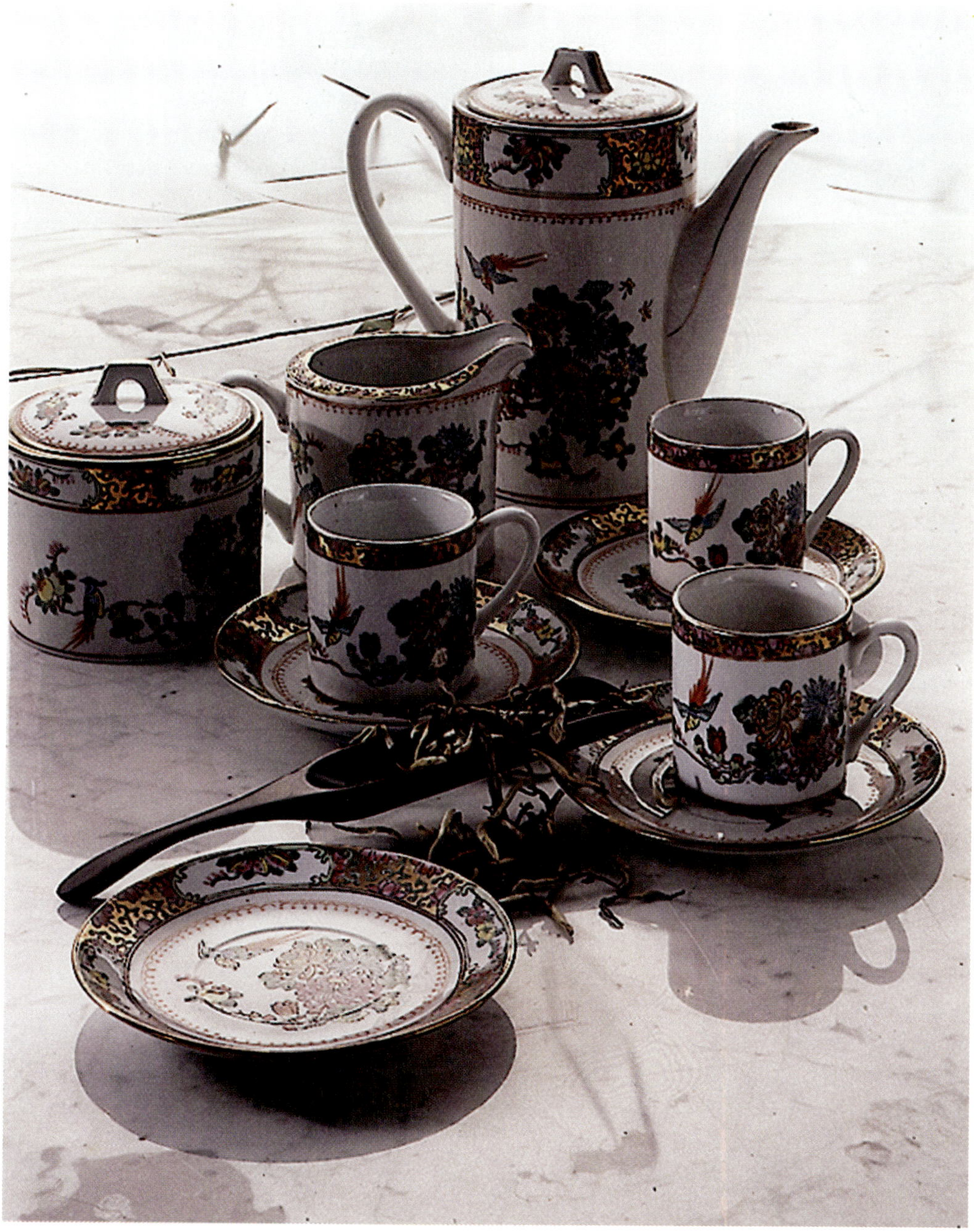

Ein Teeservice aus Porzellan kann gut zum Kochen von Bai Mu Dan-Tee verwendet werden.

65

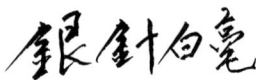

Yin Zhen Bai Hao (Yin Shen Bai Hao)

Der Yin Zhen Bai Hao zählt in China zu den traditionellen 10 besten und bekanntesten Tees. Er wird in vielen Provinzen angebaut. Wir stellen Ihnen den Yin Zhen Bai Hao aus der Provinz Fu Jian vor. Der Teebaum wird dort erst seit 1796 angepflanzt und der Tee seit 1886 hergestellt. Von der besten Qualität werden jährlich nur etwa 1000 Kilogramm produziert.

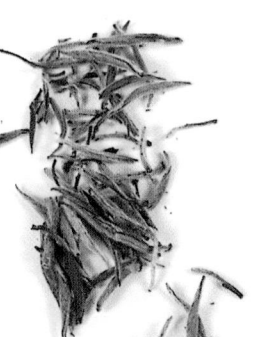

Yin Zhen Bai Hao

Tee-Ernte
Bei der ersten Frühlingsernte werden nur die Knospen mit einem Blatt gepflückt, das dann abgemacht wird. Die dicken Knospen mit dem langen Stengel (Yin Zhen) werden weiterverarbeitet und sehen dann aus wie lange weiße Stäbchen mit vielen kleinen Haaren dran, wodurch der Tee weiß aussieht. Verwendet wird vor allem die erste und zweite Ernte.

QUALITÄT
Auch dieser Tee wird in vielen verschiedenen Qualitäten angeboten. Für die beste werden nur die Knospen nach Art des Yin Zhen (siehe oben) verarbeitet.

WIRKUNG UND BEDEUTUNG
Da der Yin Zhen Bai Hao sehr stark Yin ist, eignet er sich sehr gut zur Beseitigung von zuviel Feuer im Körper, wenn man dadurch z. B. unter Fieber oder Entzündungen der oberen Körperhälfte leidet (☞ Symptome für Übermaß an Yang-Energie). Auch bei starker Sommerhitze, also starker Hitzebelastung des Körpers durch äußere Faktoren, bietet dieser Tee Abhilfe.

 Sein angenehm süßer und nur wenig bitterer Geschmack und die vielen guten Inhaltsstoffe fördern die Konzentration und erfrischen den Körper. Trinken Sie Yin Zhen Bai Hao also in Momenten starker Ermüdung.

 Seine stark diuretische Wirkung hilft beim Ausscheiden von belastenden Stoffen aus dem Körper.

EIGENSCHAFTEN

Teeblätter:	*Farbe:*	weißlich durch die vielen kleinen Haare an den Knospen
	Form:	lange und gerade Stäbchen (Stengel)
Teeaufguß:	*Farbe:*	hellgelb bis naturweiß, ähnlich dem Weiß der Mandel
	Aufguß:	klar
	Geschmack:	angenehm, süß mit ein wenig Bitterkeit. Das natürliche Aroma vermittelt beim Trinken ein Gefühl von Frische
	Aspekt:	stark Yin, paßt also sehr gut zu Menschen, die Yang sind.

ZUBEREITUNG

Dosierung:	ca. 3 g auf 0,5 Liter Wasser
Wassertemperatur:	ca. 80 bis 85 Grad
Ziehzeit:	3 Minuten
Waschen:	nicht nötig
Kanne:	aus Porzellan oder Glas
Aufgußanzahl:	bis 3mal
Beachten:	Der Tee ist sehr leicht und die 3 Gramm ergeben eine recht große Menge. Die Kanne wird nach dem Aufgießen zugedeckt. In einer Glaskanne kann man bei der guten Yin Zhen Qualität das Wandern der Teeblätter beobachten.

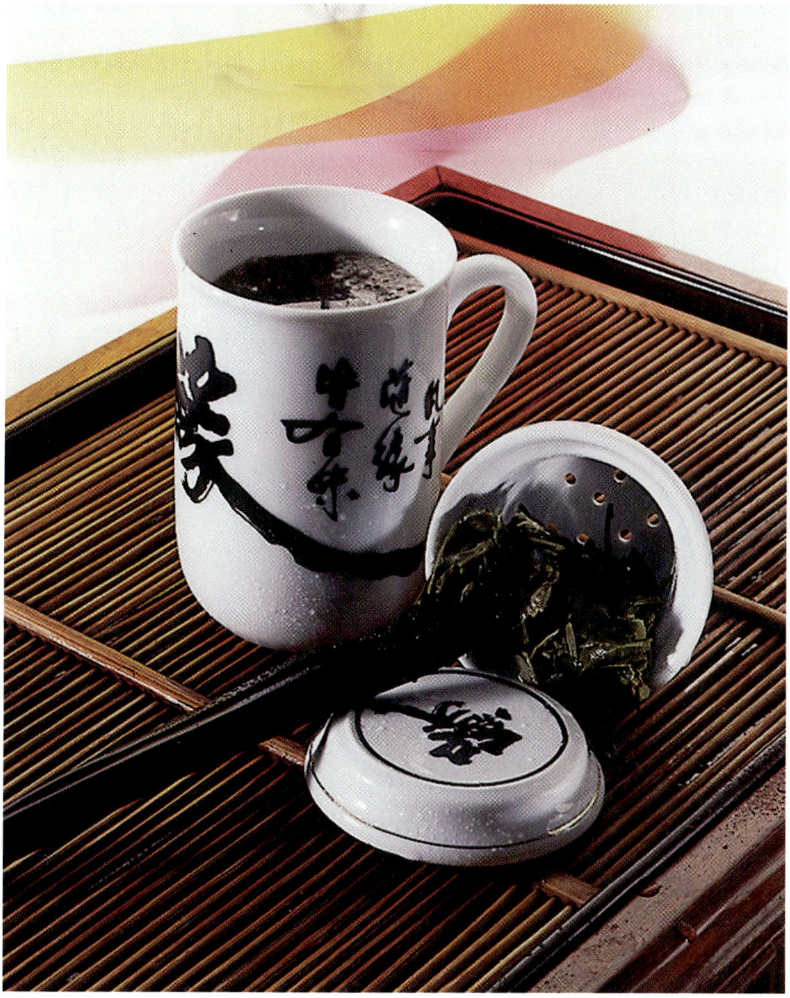

Porzellantasse, in der Tee hervorragend für den täglichen Gebrauch zubereitet werden kann.

Gelber Tee

Der gelbe Tee ist weniger vielfältig wie der grüne Tee aber schon genauso lange bekannt. Seine Herstellung beruht auf langer Tradition und sehr altem Wissen. Noch heute wird er von buddhistischen Mönchen und Taoisten angebaut. Beide besitzen die größte Erfahrung bei der Verarbeitung dieses Tees.

Was Qualität und Wirkung dieser Teefamilie angeht, sind sie einzigartig. Viele gute und bekannte gelbe Tees werden auf dem Markt angeboten.

Tee-Ernte

Die Ernte ist neben der Pflanzensorte und der Pflege ein wichtiges Moment für die Qualität. Die Tee-Ernte unterliegt klaren Kriterien und unterscheidet sich für jede Sorte. Gepflückt werden die Knospen mit einem oder zwei Blättern. Nach welchen Auswahlverfahren die Blätter für die hier vorgestellten Teesorten gepflückt werden, stellen wir Ihnen bei der Besprechung der einzelnen Tees vor.

VERARBEITUNG

Die Verarbeitung der gepflückten Ernte erfolgt wie bei den anderen Tees mit großem Können und mit Sorgfalt. Im Unterschied zum grünen und weißen Tee kann der gelbe einer kurzen Fermentierung unterzogen werden. Die Aktivität der Fermente wird dann nach einer sehr kurzen Dauer durch Erhitzen gestoppt und der Tee wird wie der grüne und weiße weiterverarbeitet. Danach unterscheiden sich die Inhaltsstoffe sowohl von den voll fermentierten als auch von den grünen und weißen Tees. Gerade diese Besonderheit macht den gelben Tee so einzigartig in seiner Wirkung auf den menschlichen Körper. Sie ist auch verantwortlich für sein feines Aroma und seinen ausgesuchten und zarten Geschmack.

LAGERUNG

Der gelbe Tee ist genauso empfindlich wie der grüne und weiße. Deshalb sollte er wie die anderen beiden Sorten fern von fremden Gerüchen aufbewahrt werden. Den besten Genuß verspricht der frische Tee. Da auch der gelbe Tee schnell altert, verbrauchen Sie ihn am besten immer frisch, also innerhalb eines Jahres.

ZUBEREITUNG

Aufgrund seiner vielen wichtigen aber auch empfindlichen Inhaltsstoffe sollte dieser Tee, wie auch der grüne und weiße, nur mit Wasser, das nach dem Kochen auf 80 bis 85 Grad abgekühlt wurde, aufgegossen werden. Bereiten Sie den gelben Tee in einer Glas- oder Porzellankanne zu.

Der Teeaufguß hat eine gelbe, teilweise auch hellgrüne Farbe. Er verströmt einen angenehmen Geruch und verwöhnt den Gaumen mit einem feinen und zarten Geschmack.

WIRKUNG

Der gelbe Tee zeichnet sich durch den Yin-Aspekt aus, ist reich an sehr guten Inhaltsstoffen und wirkt sich, regelmäßig getrunken, vorteilhaft auf die Gesundheit aus. Vor allem verbessert er die Konzentrationsfähigkeit und hat eine belebende Wirkung. Er wird deshalb gerne von den Menschen getrunken, die vor allem bei der meditativen Praxis unter Ermüdungserscheinungen leiden. Der Tee hilft, wach und konzentriert zu bleiben. Aus diesen Gründen war er besonders bei den Mönchen immer schon beliebt. Sie schätzten auch seine verdauuungsfördernde Wirkung und tun es heute noch, um dadurch den Stoffwechsel anzuregen und zu verbessern.

Gelber Tee wirkt sich wohltuend auf das Herz aus, indem er es öffnet und Spannungen löst.

Wer regelmäßig gelben Tee trinkt, kann mit der Zeit leichte Zeichen von Abhängigkeit bemerken, denn man entwickelt die Neigung, immer mehr von diesem Tee trinken zu wollen.

君山銀針
Jun Shan Yin Zhen

Das Wort Yin Zhen (Spitze) kennen wir schon vom weißen Tee. Jun Shan ist der Name des Berges, auf dem dieser Tee angebaut wird. Er liegt in der Dong Ting Hu-Gegend, in der Provinz Hu Nan im Südosten Chinas. Hier findet man nicht nur eine hohe Bodenqualität, sondern auch gute klimatische Bedingungen, die die Teepflanze zum Wachsen benötigt. Die mittlere Jahrestemperatur schwankt zwischen 16 und 17 Grad mit viel Feuchtigkeit und Nebel.

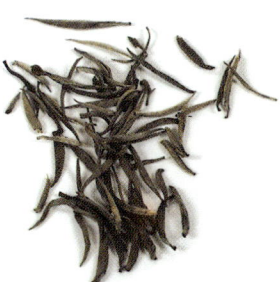

Jun Shan Yin Zhen

Bekannt ist der Jun Shan Yin Zhen Tee schon seit etwa 350 Jahren. Er zählt zu den traditionellen 10 besten und bekanntesten Tees in China. Auch heute noch liegt der Anbau vorwiegend in der Hand der Mönche. Über die Jahrhunderte hinweg hüteten sie das Wissen um die Pflege und Herstellung dieses Tees, der auch heute noch in China als der beste geschätzt wird. Einen Teil der Tee-Ernte haben die Mönche dem Kaiser, der ihn sehr gerne trank, als Tribut-Tee geliefert.

QUALITÄT

Der Jun Shan Yin Zhen Tee wird auf dem Markt in vielen verschiedenen Qualitäten angeboten. Um einen Tee von bester Qualität zu erhalten, muß man die fachmännische und komplexe Herstellung beherrschen. Für die Spitzenqualität werden nur Teeknospen verarbeitet, die in der Zeit von Anfang bis Mitte April, also innerhalb von etwa 15 Tagen gepflückt wurden. In diesem kurzen Zeitraum werden nur etwa 8 Kilogramm Tee geerntet. Die Mönche pflücken dafür nur die dicken Knospen mit noch nicht entwickelten, offenen Blättern. 500 Gramm eines solchen Tees enthalten ca. 25 000 frische Knospen. Die Knospen werden beim Pflücken sehr sorgfältig ausgewählt. Es gibt dabei 10 Regeln einzuhalten:

Die Knospen werden nicht gepflückt wenn
1. sie zu naß sind, also während des Regens oder wenn es viel geregnet hat,
2. es zuviel Nebel gibt,
3. sie zu klein und dünn sind,
4. sie leer und weich sind,
5. ihre Farbe von Grün auf z.B. Braun gewechselt hat,
6. sie durch zuviel Wind gebogen bzw. kaputt gegangen sind,
7. sie durch Ungeziefer oder Würmer verseucht sind,
8. sie und der Baum krank sind,
9. sie schon offen sind und
10. sie nicht gerade, sondern gebogen gewachsen sind.

Die frisch gepflückten Knospen werden im Korb schonungsvoll in ein Tuch gewickelt und bis zur weiteren Verarbeitung sorgfältig aufbewahrt. Es dauert insgesamt über 70 Stunden, bis schließlich ein Tee von so hervorragender Qualität entstanden ist.

WIRKUNG UND BEDEUTUNG
Wenn Menschen Schwierigkeiten mit zuviel Feuer und Energie haben und dadurch Yang sind, eignet sich der Jun Shan Yin Zhen-Tee mit seiner kühlenden Yin-Wirkung sehr gut, das Feuer abzuführen und den Zustand zu bessern.

Auch übermäßiges Herz- oder Leberfeuer läßt sich mit diesem Tee reduzieren und heilen.

Jun Shan Yin Zhen öffnet das Herz, hilft, sich zu entspannen und beseitigt dadurch Beklemmungszustände, Unruhe und ein schlechtes Gefühl.

Der Tee hat eine anregende Wirkung und steigert die Konzentrationsfähigkeit. Wer lange am Computer sitzt, viel liest oder denkt oder sich bei einer stark ermüdenden Tätigkeit wach halten will, sollte diesen Tee trinken.

Auch wer viel sitzt und zuwenig Bewegung hat sollte den gelben Tee trinken, denn er unterstützt die Verdauung.

Zusätzlich fördert er die Zusammenarbeit von Magen und Milz, was dem Stoffwechsel zugute kommt. Wenn man allerdings zu viel fettes Fleisch gegessen hat, hilft er wenig, dann sollte man auf einen anderen Tee ausweichen.

EIGENSCHAFTEN

Teeblätter:	*Farbe:*	die starke Behaarung der Knospen verleihen ihm ein weißes Aussehen
	Form:	gerade Stäbchen, alle fast gleich lang und dick
Teeaufguß:	*Farbe:*	gelb
	Aufguß:	sehr klar
	Geschmack:	anfangs ist er bitter mit einem leicht süßen Nachgeschmack
	Aroma:	mild, sehr angenehm und gut
	Aspekt:	Yin, paßt gut zu Menschen die Yang sind

Die trockenen Teeblätter bleiben nach dem Aufgießen häufig am Boden der Kanne senkrecht stehen. Während des Ziehens fangen sie an zu wandern, vom Boden zur Oberfläche und wieder zurück.

ZUBEREITUNG

Dosierung:	ca. 5 bis 10 Gramm auf 0,5 Liter Wasser
Wassertemperatur:	ca. 80 bis 85 Grad
Ziehzeit:	3 Minuten
Waschen:	nicht nötig
Kanne:	aus Glas oder Porzellan
Aufgußanzahl:	ca. 3mal
Beachten:	Die Kanne wird nach dem Aufgießen zugedeckt. In einer Glaskanne kann man bei guter Yin Zhen Qualität das Wandern der Teeblätter beobachten.

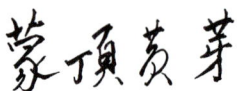

Meng Ding Huang Ya

Auch dieser Tee verdankt seinen Namen dem Berg (Meng Ding), auf dem er angebaut wird. Ganz übersetzt heißt der Tee „verborgener Berggipfel", „Donnerschlag" oder „Tee der Unsterblichen". Auf dem Meng Ding, der in der Provinz Si Chuan steht, herrscht sehr feuchtes Klima mit viel Nebel, 280 bis 300 Tage im Jahr. In einem Sprichwort heißt es, daß man innerhalb von 10 Tagen einen einzigen suchen muß, an dem kein Nebel herrscht, und den findet man schlecht. Zum Herbst hin wird das Wetter ein wenig besser. Die mittlere Jahrestemperatur schwankt zwischen 14 und 15 Grad.

Der Meng Ding Huang Ya zählt zu den traditionell 10 bekanntesten und besten Tees in China. Er ist schon über 2000 Jahre alt und war bereits in der Tang-Ära (618-907 n. Chr.) sehr berühmt. In der späteren Dynastie der Sung-Kaiser (960-1280 n. Chr.) gab es auf dem Berg Meng Ding viele gutgehende Teeplantagen. Aus dieser Zeit stammt die Erzählung, daß die Unsterblichen den Gipfel des Berges mit einem dichten Nebel umhüllen, damit die Teebäume vor Plünderung geschützt sind.

Dem Kaiser wurde der Meng Ding Huang Ya immer als Geschenk und als Tribut überreicht.

QUALITÄT

Auch der Meng Ding Huang Ya-Tee hat viele verschiedene Qualitäten. Die beste, für die nur die Knospen mit einem Blatt geerntet werden, sind sehr teuer. Er wird zur gleichen Zeit wie der Jun Shan Yin Zhen-Tee geerntet (Anfang bis Mitte April ca. 15 Tage lang) und auch die Herstellung ist genauso sorgfältig und komplex. Allerdings gelten für ihn nur 5 der schon genannten Auswahlkriterien, nach denen die Knospen vom Baum *nicht* abgenommen werden. Das ist dann der Fall, wenn

1. deren Farbe von Grün auf eine andere, z. B. Braun gewechselt hat,
2. der Teebaum und die Knospen selber krank sind,
3. die Knospen zu klein und zu dünn sind,
4. die Knospen innen leer und weich sind und
5. wenn Nebel da ist, also nie morgens, da dann immer Nebel herrscht.

Um 500 g von diesem Tee herstellen zu können müssen etwa 10 000 frisch gepflückte Teeknospen verarbeitet werden.

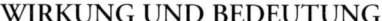

WIRKUNG UND BEDEUTUNG

Meng Ding Huang Ya kühlt den Körper und vertreibt die Müdigkeit, wirkt anregend und verbessert die Konzentration. Inneren Unruhezuständen, schlechtem Empfinden und Beklemmungsgefühl in der Brust wirkt der Tee entgegen, er befreit das Herz und öffnet die Brust.

Seine diuretische Wirkung fördert die Harnbildung, so daß den Körper belastende Stoffe besser ausgeschieden werden.

Der Tee lindert durch zuviel inneres Feuer verursachte Entzündungen, regt die Verdauung an und beseitigt Ursachen, die zu einem erhöhten Cholesterin- und Gallenfettspiegel im Blut führen.

Wer nach einer Krankheit keinen Appetit verspürt, sollte diesen Tee trinken.

EIGENSCHAFTEN

Teeblätter:	*Farbe:*	hellgelb
	Form:	gleichmäßig lang, dick und gerade
Teeaufguß:	*Farbe:*	gelb
	Aufguß:	klar
	Geschmack:	anfangs bitter mit leicht süßem Nachgeschmack. Das Aroma ist mild, angenehm und gut.
	Aspekt:	Yin, paßt also zu Menschen die Yang sind

ZUBEREITUNG

Dosierung:	ca. 5 g auf 0,5 Liter Wasser
Wassertemperatur:	ca. 80 bis 85 Grad
Ziehzeit:	2 Minuten
Waschen:	nicht nötig
Kanne:	aus Glas oder Porzellan
Aufgußanzahl:	etwa 3mal
Beachten:	Die Kanne wird nach dem Aufgießen zugedeckt

Roter Tee

Eine weitere große Gruppe mit vielen verschiedenen Sorten stellt der rote Tee dar. Ihn haben die meisten Teeprovinzen Chinas neben dem grünen, weißen, gelben und schwarzen Tee in ihrem Sortiment. Im Westen wird der rote Tee, obwohl eine eigene Sorte, häufig als Schwarztee angeboten. Die Verschiedenartigkeit liegt in der Herstellungsart. Als Teegenießer werden Sie jedoch ganz andere Unterschiede feststellen, nämlich in Teefarbe, Geschmack und Aroma. Im Gegensatz zum schwarzen Tee weist der rote schöne und vor allem klare, am Licht leuchtende Farbtöne von starkem Bernstein bis zum tiefen Rot auf. Auch die gesundheitlichen Auswirkungen sind verschieden.

Tee-Ernte

Wie bei den nicht fermentierten Tees ist die Sorgfalt bei der Ernte sowie die Schnelligkeit und vor allem Sorgfalt bei der Verarbeitung ausschlaggebend für die Qualität. Beim roten Tee werden nicht nur die Knospen mit ein oder zwei Blättern, sondern, je nach Sorte, auch weitere vollentwickelte Blätter gepflückt.

VERARBEITUNG

Um aus den frischen grünen Teeblättern am Ende einen hervorragenden roten Tee zu erhalten, muß die Ernte gekonnt bearbeitet werden. Beim roten Tee werden die Blätter einer Fermentierung unterzogen. Dabei wird der Prozeß so gelenkt, daß wichtige Wirkstoffe nicht gänzlich verlorengehen und sogar weitere Inhaltsstoffe mit neuen Vorzügen entstehen.

LAGERUNG

Der rote Tee ist weniger empfindlich als die unfermentierten Tees, kann aber Geruch und Aroma ebenso schnell verlieren. Lagern Sie ihn deshalb nicht neben stark riechenden Lebensmitteln und verbrauchen Sie ihn am besten auch innerhalb eines Jahres. Manche dieser Tees lassen sich allerdings unter geeigneten Bedingungen (trocken, dicht verschlossen) erheblich länger aufbewahren.

ZUBEREITUNG

Der rote, als ein fermentierter Tee, wird, um sein vollständiges Aroma, seinen Geschmack zu entfalten, mit kochendem Wasser (100 Grad) aufgegossen. Am besten ist dafür eine Ton-Kanne geeignet, da diese die Wärme gut speichert.

Der Aufguß ist dunkelrot (bordeaux) bis kräftig bernsteinfarben. Er verströmt einen starken Geruch und verwöhnt den Gaumen mit einem süß-bitteren Geschmack.

Roter Tee ist sehr variabel. Sie können ihn mit Milch trinken, mit Zitrone, Zimt, Zucker, Zwiebel, verschiedenen Kräutern oder Blumen (z. B. Rosentee, Seite 114), je nachdem, wie Sie den Geschmack verfeinern oder Ihre Gesundheit beeinflussen möchten. Ein Beispiel: Wenn Magen und Milz kalt sind und Sie sich kalt fühlen, setzen Sie dem roten Tee etwas Zimt (Yang-Aspekt) zu. Auch der rote Tee sollte, um die größtmögliche Wirkung zu erreichen, immer warm getrunken werden.

In China wird der rote Tee gerne nach einem bestimmten Ritual getrunken und degustiert. Vor dem ersten Schluck schaut man sich das Getränk an, atmet den Teeduft ein, nimmt dann den ersten Schluck, indem man gleichzeitig durch den Mund einatmet (schlürft). Dann wird der Tee im Mund „gespürt" und „gefühlt". Wenn einem der Tee nach dieser Art zusagt, kann man ihn in vollen Zügen genießen.

Diese Art, den Tee zu trinken, können wir mit der uns eher bekannten Weinprobe vergleichen.

Wichtig: Nach dem Genuß von rotem Tee die Zähne putzen, denn der Tee kann sie verfärben!

WIRKUNG

Der rote Tee zählt zu der Gruppe, die vorwiegend der Yang-Funktion zugeordnet wird. Er baut sanft und langsam die Energie im Körper wieder auf, ohne ein Yang-Übermaß entstehen zu lassen. Menschen, die unter starkem Energieverlust leiden, beispielsweise durch eine Anstrengung verursacht, oder älteren Menschen und Frauen mit Yang-Mangel, hilft er, ihren energetischen Zustand wieder auszugleichen.

Auch bei einer Shen-Disharmonie ist der rote Tee angesagt. Die Symptome sind, ähnlich dem Yang-Mangel, fehlende Aufmerksamkeit und Konzentrationsschwierigkeiten, unklares Denken und wenig Lust, etwas zu tun oder zu arbeiten sowie kalte Hände und Füße. Trinkt man roten Tee, kann man regelrecht fühlen, wie die Yang-Energie sich wieder aufbaut und die unangenehmen Anzeichen verschwinden.

Roter Tee wirkt sehr positiv auf den Stoffwechsel und ist ein gutes Mittel gegen Verstopfung.

Nach großer Anstrengung, Sport oder Arbeit, wenn man Energieverlust spürt, eignet sich der rote Tee hervorragend als Durstlöscher. Trinken Sie jedoch zunächst langsam und wenig, dann können Sie mit zwei bis drei weiteren Tassen den restlichen Durst löschen.

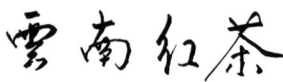

Yun Nan Dian Hong

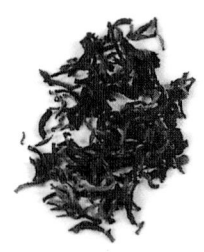

Yun Nan Dian Hong

Der Dian Hong kommt aus der Provinz Yun Nan und ist erst seit 50 Jahren bekannt, obwohl in dieser südwestlichen Provinz Chinas die Teeherstellung schon seit mindestens 1000 Jahren betrieben wird. Aber erst 1938 begann man dort, roten Tee zu produzieren. Er wurde über Hongkong nach London exportiert und dort in kurzer Zeit sehr beliebt. Anfangs wurde er sehr teuer verkauft, gewann aber dennoch einen hohen Bekanntheitsgrad und ist auch heute in China als guter Tee beliebt.

QUALITÄT

Die Provinz Yun Nan zeichnet sich durch ein für den Teeanbau vorteilhaftes Klima aus: es ist eine gelungene Mischung von heiß, feucht, kalt und trocken. Die mittlere Jahrestemperatur beträgt 15 bis 18 Grad. Das sind ideale Bedingungen für das Wachstum der Teebäume und so ist es nicht verwunderlich, daß es vom roten Tee viele verschiedene Qualitäten gibt.

Der Tee kann in Yun Nan ganze neun Monate geerntet werden, allerdings nimmt die Qualität von Frühjahr (Spitzenernte) bis Herbst ab.

Dian Hong Tee wird durch ein spezielles Verfahren zu einem fertigen Tee in Form sehr harter, kleiner, länglicher Stücke.

EIGENSCHAFTEN

Teeblätter:	*Farbe:*	rot-schwarz mit weißen Stellen
	Form:	kleine, lange, sehr harte Stücke
Teeaufguß:	*Farbe:*	stark dunkelrot
	Aufguß:	klar bis leicht trüb
	Geschmack:	süß-bitter, sehr stark und dick
	Aroma:	sehr frisch mit einer leicht blumigen Note
	Aspekt:	Yang

ZUBEREITUNG

Dosierung:	ca. 3 bis 5 g auf 0,5 Liter Wasser
Wassertemperatur:	100 Grad
Ziehzeit:	2 Minuten
Waschen:	nicht nötig
Kanne:	aus Ton, Porzellan geht auch, kein Glas
Aufgußanzahl:	2 bis 3mal, wobei er jedesmal 1 Minute länger ziehen sollte
Beachten:	Nach dem Aufgießen mit kochendem Wasser deckt man die Kanne zu

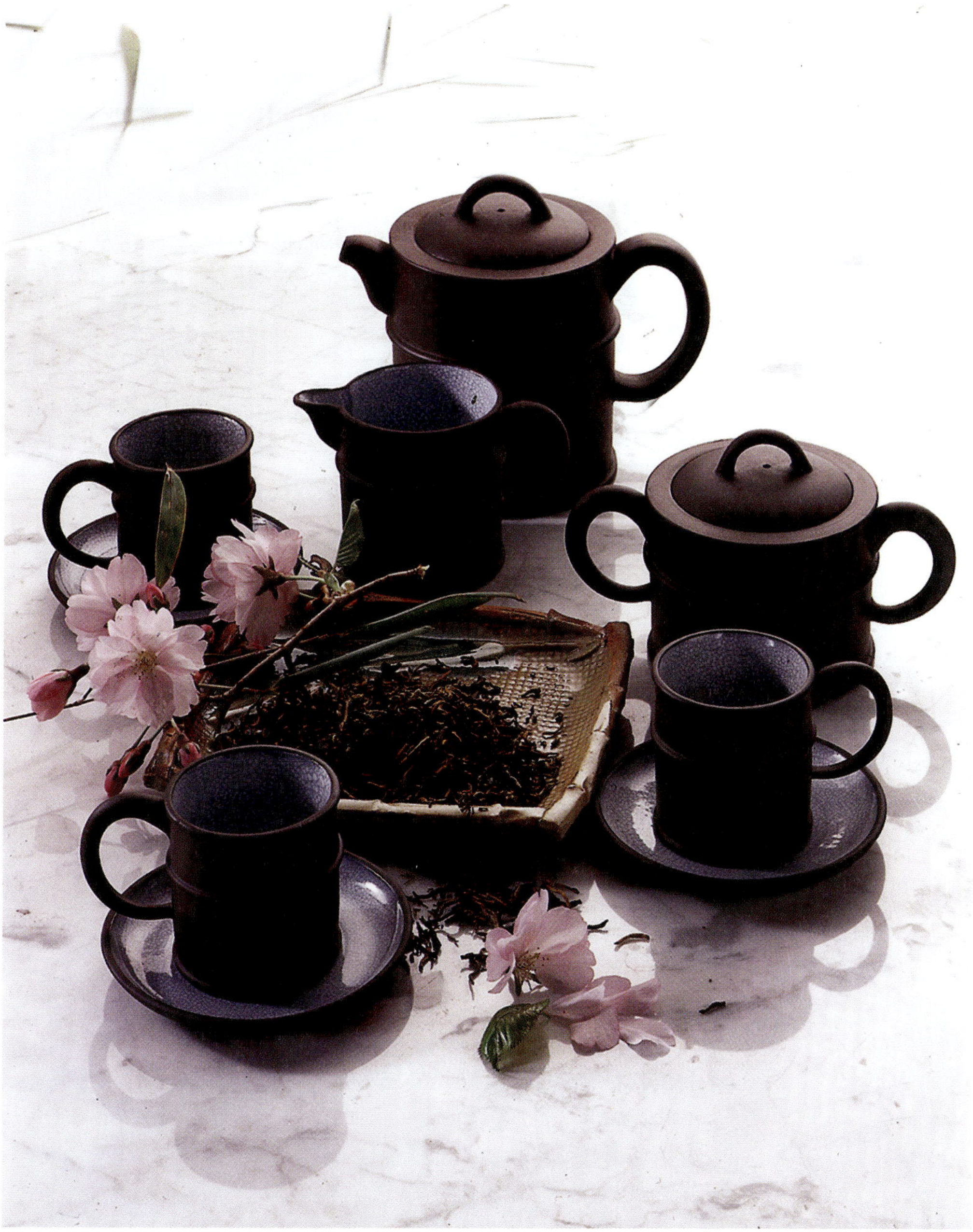

Ein Teeservice aus dunkelbraunem, innen lackiertem Ton mit dem der Yun Nan Dian Hong-Tee sehr gut zubereitet werden kann.

77

WIRKUNG UND BEDEUTUNG

Dian Gong Tee wirkt positiv auf Menschen, die zuwenig Yang-Energie besitzen. Der Kreislauf der Körperflüssigkeiten (Jin-Ye) wird durch den Tee angeregt, denn die Yang-Energie wird aufgebaut.

Weil der Tee Magen und Milz die fehlende Wärme liefert, wird die Verdauung angeregt und die Zusammenarbeit der beiden Organe gefördert. Er normalisiert den Stuhlgang, sollte jedoch nicht bei Durchfall getrunken werden.

Bei symptomatischen Bauchschmerzen, die durch das Auflegen der Hände gelindert werden können (nicht bei Durchfall!), hilft Dian Hong Tee sehr gut.

Trinken Sie den Tee, um Ihren Durst zu löschen, den Körper anzuregen und die Konzentration zu verbessern.

安徽祁門

An Hui Qi Men Hong Cha

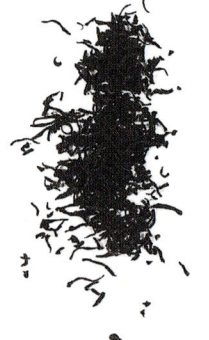

Auch dieser Tee ist einer der traditionellen 10 besten Tees in China und ist auch im Ausland sehr bekannt. Sein Name setzt sich zusammen aus der im Osten Chinas gelegenen Provinz An Hui, die weiter nördlich liegt als andere bedeutende Anbaugebiete, und dem Dorfnamen Qi Men, aus dem dieser Tee stammt.

Etwa 1200 Jahre lang, bis ins späte 19. Jahrhundert, wurde im Dorf Qi Men nur grüner Tee hergestellt. 1875 führte eine seltsame Geschichte zur Entdeckung des roten Qi Men-Tees.

An Hui Qi Men Hong Cha

In dem Dorf gab es einen jungen Mann, der einer Familie entstammte, die seit Generationen als Barbier tätig war. Nachdem der junge Mann alle Examen bestanden hatte, begann er eine Laufbahn als hoher Beamter. Sein Vater war um sein Wohlergehen besorgt und gab ihm als Rat mit auf den Weg, daß Geld und Rang nicht so wichtig seien. Es käme vielmehr darauf an, eine Fertigkeit zu erlernen, mit der man sein ganzes Leben lang seinen Unterhalt verdienen könne. Den jungen Mann kümmerten die weisen Worte seines Vaters wenig. Stolz fing er seinen Dienst an. Doch nach ein paar Jahren fiel er in Ungnade und mußte seinen Posten verlassen. Er erinnerte sich in dieser schweren Zeit an die

Worte seines Vaters und machte sich auf den Weg in die Provinz Fu Jian, um dort den Teeanbau zu erlernen. Fu Jian hat eine lange Tradition in der Herstellung fermentierter Tees. Nach einigen Jahren Arbeit kam der junge Mann in sein Heimatdorf zurück und unternahm Versuche, aus den hier wachsenden Teepflanzen einen fermentierten Tee zu produzieren. Die Mühe lohnte sich, bald hatte er 16 verschiedene Arbeitsgänge entwickelt und einen ausgezeichneten roten Tee erhalten. Dieser Tee wurde schnell bekannt und die Nachfrage stieg. Mit Hilfe seines Vaters baute er Teemanufakturen und gewann Ansehen und Reichtum.

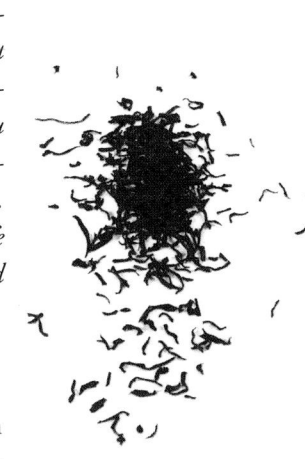

An Hui Qi Men Hong Cha

Weil auch das Kaufinteresse aus Übersee unaufhörlich stieg, entstanden Konkurrenzfirmen in der Umgebung. Heute ist dieser Tee weltweit bekannt und wird in über 50 Länder exportiert.

QUALITÄT

Auch dieser Tee wird in vielen verschiedenen Qualitäten angeboten. Geschmack, Aroma und Wirkung sind, wie bei den anderen Tees, stark von der Erntezeit und der Qualität der gepflückten Blätter abhängig. Ein Tee, der nach der winterlichen Ruheperiode geerntet wird, weist die beste Wirkung auf.

Die besseren Qualitäten werden eher als ganze Blätter, nicht zerbröselt angeboten. Auch am Geschmack und der Farbe lassen sich die Qualitäten differenzieren, vor allem jedoch ist die bessere Qualität viel ergiebiger was die Anzahl der Aufgüsse anbelangt.

WIRKUNG UND BEDEUTUNG

Der An Hui Qi Men Hong Cha baut Energie auf. Dies wirkt sich sehr positiv auf den Kreislauf der Körperflüssigkeiten (Jin-Ye) aus und ermöglicht übermäßige Nässe und Schleim aus dem Körper (z. B. Hals) auszuscheiden.

Die Energie der inneren Organe Magen, Milz und Nieren wird unterstützt und nach Möglichkeit aufgebaut.

Ist die Verdauung schlecht und leidet man oft unter Kälte in der Magengegend, dann hilft Qi Men-Tee. Nach dem Essen auftretendes Völlegefühl, das sich auf eine schlecht funktionierende Zusammenarbeit von Magen und Milz und die damit verbundene Verdauung zurückführen läßt, wird gelindert.

Qi Men-Tee steigert die Konzentrationsfähigkeit und unterstützt eine gute Denkfähigkeit.

EIGENSCHAFTEN

Teeblätter:	*Farbe:*	dunkel bis schwarz
	Form:	glatte zarte Blätter mit einem sehr angenehmen, rosenblüten-ähnlichen Geruch
Teeaufguß:	*Farbe:*	stark bernsteinfarben
	Aufguß:	klar bis leicht trüb
	Geschmack:	bitter mit süßem Nachgeschmack
	Aroma:	sehr fein, erinnert an Rosenduft
	Aspekt:	Yang

ZUBEREITUNG

Dosierung:	ca. 5 g auf 0,5 Liter Wasser
Wassertemperatur:	95 bis 100 Grad
Ziehzeit:	ca. 2 Minuten
Waschen:	nicht nötig
Kanne:	vorzugsweise Ton, auch Porzellan, kein Glas
Aufgußanzahl:	ca. 3mal, wobei er jedesmal 1 Minute länger ziehen sollte
Beachten:	Nach dem Aufgießen mit 95 Grad heißem Wasser wird die Kanne zugedeckt

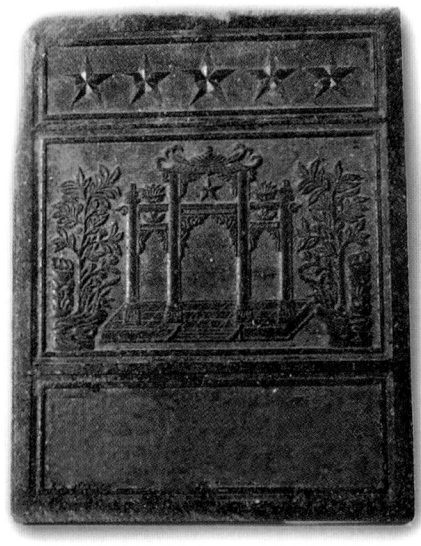

Tafeln aus gepreßtem schwarzem Tee werden im Westen gern zu Dekorationszwecken eingesetzt, selten zum Teegenuß verwendet

Schwarzer Tee

Durch die Fermentierung (s. Seite 13), dem Vorgang der Gärung also, entsteht nach mehreren Verarbeitungsschritten aus den frischen Teeblättern der schwarze Tee. Wie der rote Tee, ist er seinem Wesen nach meist Yang. Während des natürlichen Gärungsprozesses gehen wichtige Wirkstoffe wie z. B. die Vitamine A und C und einige Mineralien verloren. Daß dennoch ein hervorragender Tee entsteht, ist der gekonnt gesteuerten Fermentierung, die auf eine über Jahrhunderte hinweg erhaltene Tradition zurückgreift, zu verdanken. Die meisten Wirkungen der unfermentierten Tees kann der schwarze nicht vorweisen, doch besitzt er andere, nicht weniger wichtige Vorzüge.

Unterschiedliche Herstellungsarten liefern eine große Vielfalt an schwarzen Tees mit vielfältigem Geschmack und Aroma und differierender Wirkung auf die Gesundheit.

Schwarzer Tee wird lose und in gepreßten Formen im Handel angeboten.

Tee-Ernte

Nicht nur die Verarbeitung, schon die Ernte ist mit entscheidend für die mannigfaltigen Sorten und Wirkweisen des Schwarztees. Je nach Sorte werden neben den Knospen und den neuen Blättern manchmal auch nur die schon voll entwickelten Teeblätter gepflückt.

VERARBEITUNG

Das A und O ist hier die richtige Fermentierung. Sie wird gezielt gesteuert, was einen kräftigen Geschmack, ein starkes Aroma und einen guten Einfluß auf die Gesundheit zur Folge hat.

LAGERUNG

Ähnlich wie der rote ist auch der schwarze Tee nicht so empfindlich. Manche schwarzen Tees gewinnen sogar durch jahrelange Lagerung an Vorzügen, was gesundheitliche Wirkung, Geschmack und Aroma angeht. Sorgfalt ist aber in jedem Fall auch bei der Lagerung des Schwarztees angesagt (das macht lange gelagerten schwarzen Tee teuer) und starke fremde Gerüche tun ihm nicht gut.

ZUBEREITUNG

Schwarzer Tee ist fermentiert und muß also, um sein optimales Aroma zu entfalten, mit kochendem (100 Grad) Wasser aufgegossen werden. Eine Kanne aus Ton (ersatzweise Porzellan) hält die Wärme, die der Tee braucht, über eine lange Zeit aufrecht.

Der Teeaufguß ist ein sehr dunkles Rot. Wird er sehr stark zubereitet, wirkt er schon fast schwarz. Der Tee hat ein ausgeprägtes, starkes Aroma.

Da er vom Geschmack her bitter sein kann, wird er oft mit Zusätzen kombiniert. Auch seine Eigenschaften können damit wunschgemäß verfeinert werden. Als Zusatz können Milch, Zitrone, Zimt, Sesam, Erdnüsse, Melone, Kürbiskerne, Ingwer, Reis, Fett (Butter, Öl ...) Zwiebellauch, Zwiebel, verschiedene Kräuter oder auch Blumen (Chrysanthemen ...) verwendet werden. Die Auswahl ist groß. Bei der Han-Bevölkerung etwa wird schwarzer Tee gerne mit Zusatz von Milch und Zucker getrunken.

Man kann den schwarzen Tee normal zubereiten oder wie eine Suppe mit vielen Zusätzen kochen. Die Zubereitung ist bei den verschiedenen Bevölkerungsgruppen Chinas sehr unterschiedlich und häufig mit einem traditionellen Ritual verbunden.

Es gibt zwei grundlegende Zubereitungsarten:

• Loser Tee wird ganz normal aufgegossen und zieht entsprechend lange.

• Gepreßter Tee muß vor dem Kochen zuerst zerkleinert werden. Im Süden von China, bei der Han-Bevölkerung, wird er anschließend mit kochendem Wasser überbrüht und zieht längere Zeit. In Chinas Norden, wo es häufig sehr kalt ist, wird der zerkleinerte Tee schon von Anfang an in kaltes Wasser gegeben und damit zum Kochen gebracht. Vor der weiteren Zubereitung (als Suppe) wird er 3 bis 5 Minuten gekocht.

In den nördlichen Regionen Chinas wird vorwiegend der schwarze Tee getrunken. So in der Mongolei (Mon Gol), in Xin Jiang, Tibet (Xi Zang) und bei vielen in den Regionen ansässigen Minderheiten wie beispielsweise der Dong-Bevölkerung. Einige der Zubereitungen und die damit verbundenen Rituale stellen wir Ihnen vor.

WIRKUNG

Schwarzer Tee besitzt Yang-Qualität, wirkt also positiv, wenn man zuwenig Yang hat. Er baut die Yang-Energie im Körper wieder auf, führt dem Körper Wärme zu und hält sie aufrecht. Man kann ihn gut zur Abwehr gegen die von außen eindringende Kälte und Nässe einsetzen, deshalb wird in Gegenden, in denen kaltes, nasses Klima vorherrscht, wie z. B. in Tibet, der Mongolei und allgemein in Nordchina, viel schwarzer Tee getrunken. Genauso gut eignet er sich in unserer Region während der kalten und nassen Witterung im Winter und Herbst, um die Körperenergie zu unterstützen.

Schwarzer Tee spendet den inneren Organen wie Magen und Milz Wärme, was die Verdauung unterstützt. Vor allem nach dem Genuß von Fetten (Käse und Fleisch) wird schwarzer Tee empfohlen.

Die gesundheitliche Wirkung dieses Tees kann durch entsprechende Zubereitung mit speziellen Zugaben verbessert werden. Mit Chrysanthemen beispielsweise kann, je nach Bedürfnissen, eine Yin-Yang-Balance des Tees erreicht werden (s. Seite 89).

Die traditionellen Zubereitungsarten mit unterschiedlichen Zugaben, wie sie bei den verschiedenen Bevölkerungsgruppen in China üblich sind, stellen wir Ihnen weiter unten vor.

Wichtig: Nach dem Genuß von schwarzem Tee die Zähne putzen, sonst kann es Verfärbungen geben!

Schwarzer Tee bei der Dong-Bevölkerung

Diese Menschen sind vom Wesen her freundlich und kochen den schwarzen Tee **Da You Cha** nach einem speziellen Rezept. Sie genießen ihn in einer zeremoniellen Stimmung, wozu ein Familientreffen zählt, ein Empfang oder der Besuch von Freunden:

• Der Kochtopf wird heiß gemacht
• Öl und zerstampfter schwarzer Tee kommen hinein
• die Mischung kocht so lange, bis das Öl gelbe Farbe annimmt
• jetzt kommen nacheinander folgende Zutaten wie Sesam, Erdnuß, Ingwer und Reis dazu
• das Gemisch wird weiter in Öl gekocht
• man gibt Wasser dazu und kocht weiter
• wenn der Tee fertig ist, wird mit Salz abgeschmeckt und mit Frühlingszwiebeln gewürzt.

Dieser Tee ist eigentlich schon eine Suppe und das Trinken des Tees ist gleichzeitig das Essen einer Suppe.

Schwarzer Tee in der Mongolei (Mong Gol)

Hier wird der Tee zerkleinert, in einen Kochtopf gegeben und mit kaltem Wasser angesetzt. Das Wasser wird erhitzt und der Tee 3 Minuten lang gekocht. Der Tee wird abgegossen und je nach Vorliebe mit Milch (Schafs- oder Kuhmilch) und Salz versehen.

Der Tee wird dreimal am Tag getrunken und spendet den Menschen dort viel Energie für das rauhe Klima und das harte Leben. So können sie lange Zeit, ohne Hunger zu verspüren, an der frischen Luft arbeiten.

Es gibt ein mongolisches Sprichwort, das sinngemäß sagt: „Man kann ohne etwas zu Essen oder zu Trinken lange Zeit verharren, aber ohne den Tee geht es nicht".

Schwarzer Tee in Tibet (Xi Zang)

Auch hier gibt es eine ausgefallene Art der Teezubereitung: Direkt nach dem Zerkleinern wird der Tee in einem Topf zusammen mit kaltem Wasser zum Kochen gebracht. Wenn er eine Zeitlang gekocht hat, wird er in einen

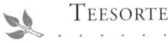

ausgehöhlten Bambusstab abgegossen und dort mit verschiedenen Gemüse-arten angereichert. Anschließend wird mit einem Stock so lange gestampft, bis ein Saft entstanden ist.

Dieser wird mit folgendem Ritual getrunken:

Der Tee wird an alle in einer festgelegten Reihenfolge verteilt, dann ge-meinsam getrunken. Das letzte Drittel läßt man in der Tasse und wartet, bis wieder neuer Tee verteilt wird. Wenn man nicht weiter trinken möchte, schüttet man das letzte Drittel auf den Boden.

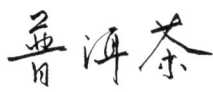

Pu Er Cha

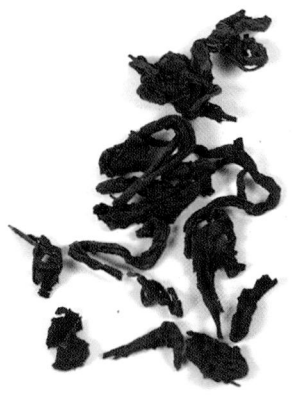

Im Südwesten Chinas, in der Provinz Yun Nan, auch die „Provinz des ewi-gen Frühlings" genannt, liegt der Ursprung der Teekultur. Seit über 1700 Jahren wird hier der bekannteste und auch älteste Tee, der Pu Er angebaut. Auch er zählt zu den traditionell 10 besten Tees in China. Seinen Namen erhielt er von der Präfektur Pu Er im Distrikt Simao im Süden von Yun Nan.

Der Pu Er ist ein fermentierter und von der Klassifikation her schwarzer Tee, wird aber auch häufig als rot bezeichnet. Sein „Markenzeichen" sind der alte Teebaum, seine großen Blätter und eine am besten mehrere Jahre andauernde Teelagerung. Mit dem Alter der Teepflanze steigt der gesund-heitliche Wert des Tees. Bei vielen Tees ist ein einjähriger Tee am besten. Pu Er Tee gewinnt mit dem Alter an Vorzügen, und seine Wirkung und sein Geschmack werden immer besser.

Pu Er Cha (großes Blatt)

Pu Er wird viel in Südchina, Hongkong, Taiwan und den nördlichen Regionen bei den nationalen Minderheiten getrunken. In China schätzt man ihn inzwischen als Gesundheitsgetränk. Heute wird der Pu Er auch ins Ausland, in rund 20 Länder, exportiert. Chinesen trinken Pu Er-Tee je nach Region und geschmacklichen Vorlieben mit vielen verschiedenen Zusätzen wie Milch, Zitrone Chrysanthemen usw.

QUALITÄT

Die beste und auch teuerste Qualität zeichnet sich durch ein äußerst feines Aroma und einen hohen Wirkungsgrad aus.

Die Blätter werden von zum Teil 800 bis 1000 Jahre alten Bäumen ge-erntet. Erst 1961 haben Botaniker den „König aller Teebäume", den schon fast 2000 Jahre alten Quingmao-Teebaum entdeckt. Er ist über 30 Meter hoch und sein Stamm hat einen Umfang von über einem Meter. Noch heute liefert er Blätter von sehr hoher Qualität.

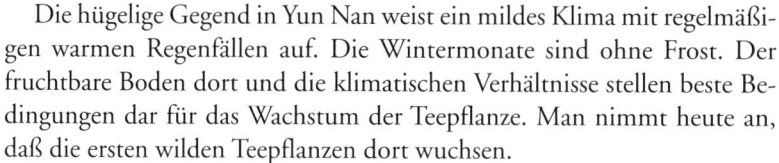

Die hügelige Gegend in Yun Nan weist ein mildes Klima mit regelmäßigen warmen Regenfällen auf. Die Wintermonate sind ohne Frost. Der fruchtbare Boden dort und die klimatischen Verhältnisse stellen beste Bedingungen dar für das Wachstum der Teepflanze. Man nimmt heute an, daß die ersten wilden Teepflanzen dort wuchsen.

Der Pu Er wird aus den großflächigen Blättern hergestellt und der Fermentierungsprozeß bei der Verarbeitung so gelenkt, daß alle Wirkstoffe erhalten bleiben. Dieses komplizierte Verfahren sichert den gesundheitlichen Wert des Pu Er.

Im Handel wird der schwarz aussehende Pu Er in Form loser Teeblätter oder gepreßt als rechteckige oder kreisrunde Ziegelfladen angeboten.

EIGENSCHAFTEN

Teeblätter:	*Farbe:*	dunkel bis schwarz
	Form:	sehr unterschiedlich, von der Qualität abhängig
Teeaufguß:	*Farbe:*	dunkelrot bis schwarz
	Aufguß:	trüb
	Geschmack:	bitter und rauchig, trotzdem gut und angenehm
	Aroma:	stark an Kräuter erinnernd
	Aspekt:	Yang

ZUBEREITUNG

Dosierung:	ca. 3 bis 5 g auf 0,5 Liter Wasser
Wassertemperatur:	100 Grad
Ziehzeit:	ca. 3 Minuten
Waschen:	mit 100 Grad heißem Wasser einmal überbrühen und wegschütten
Kanne:	aus Ton oder Porzellan, kein Glas
Aufgußanzahl:	ca. 2mal, wobei er jedesmal 1 Minute länger ziehen sollte
Beachten:	Nach der Teewäsche wird der Tee mit 100 Grad heißem Wasser aufgegossen und die Kanne zugedeckt.

Probieren Sie den Pu Er-Tee mit verschiedenen Zusätzen wie Milch, Zitrone etc. und finden Sie Ihr persönliches Lieblingsgetränk.

WIRKUNG UND BEDEUTUNG

Der Pu Er spendet dem unter Yang-Energiemangel leidenden Körper Wärme und Energie. Er schmeckt hervorragend zum Frühstück, da er angenehm anregend wirkt, die Konzentrationsfähigkeit verbessert und gleichzeitig die für den Alltag nötige Energie liefert. In China wird er deshalb gerne am Morgen getrunken.

Pu Er sorgt für einen guten Stoffwechsel und dafür, daß Fette effektiv verarbeitet und die vom Körper nicht benötigten Abbauprodukte ausgeschieden werden. Pu Er-Tee beseitigt das Fett aus dem Blut, ohne die Ener-

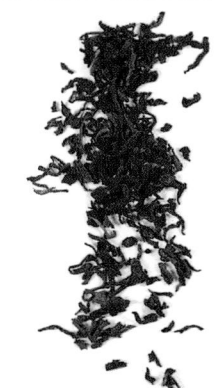

Pu Er Cha (kleines Blatt)

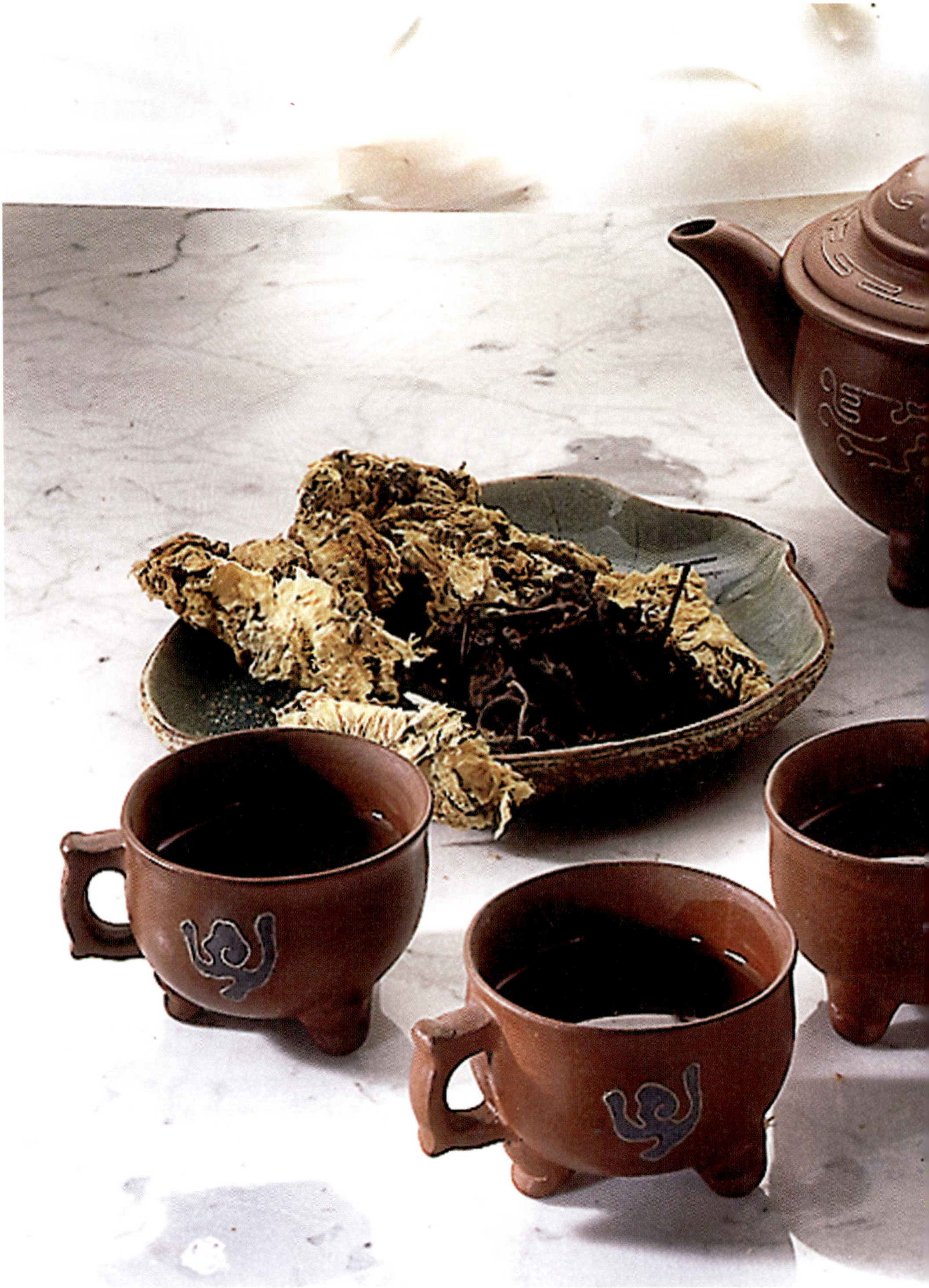

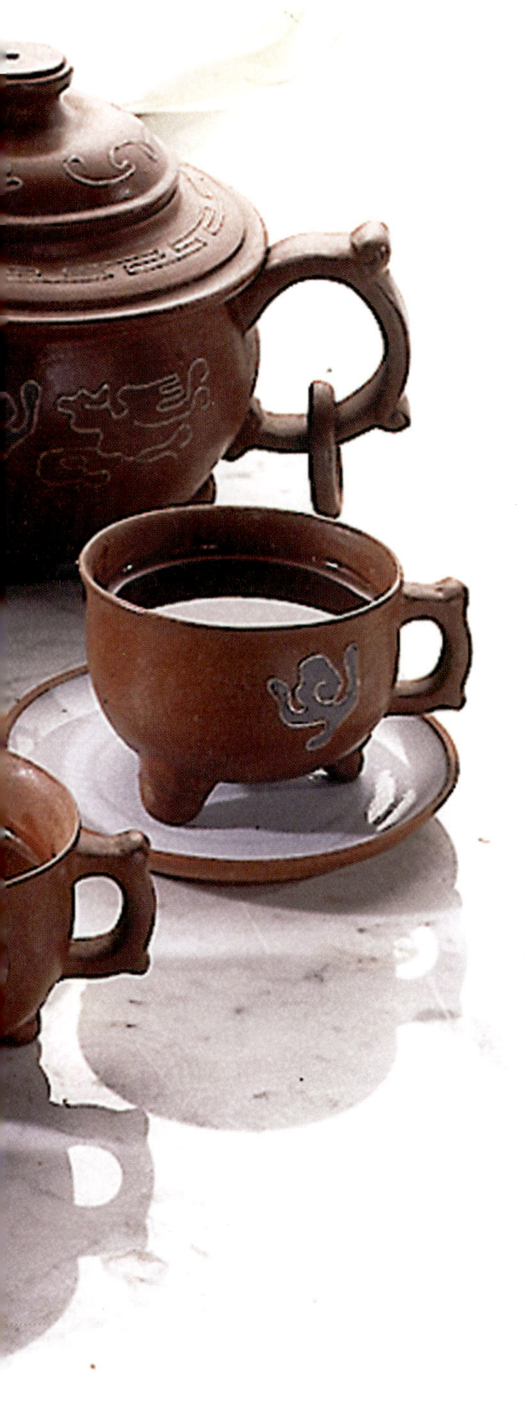

gie abzubauen. Man trinkt ihn auch, wenn der Magen an zuviel Kälte leidet und der Stoffwechsel dadurch behindert ist. Durch die zugeführte Wärme wird letzterer unterstützt und in diesem Sinne kann man ihn als Schlankheitstee bezeichnen. Schon in früheren Zeiten wurde der Pu Er mit Zusatz von anderen Kräutern durch TCM-Ärzte in China als Hilfe zum Abnehmen eingesetzt.

Pu Er fördert die Verdauung, denn er stimuliert die Zusammenarbeit von Magen und Milz und spendet ihnen Wärme. Das fördert den Kreislauf der Körperflüssigkeiten und hilft übermäßige Nässe auszuscheiden. Dazu zählt auch Schleim aus der Lunge, der ein Symptom für ein Übermaß an Körpernässe ist oder auch Rückstand von zu vielem Rauchen sein kann.

Mit der guten Verdauung werden auch Gifte aus den Organen Magen, Milz und Leber transportiert. Nach Zigaretten- und Alkoholgenuß (vor allem Schnaps) können die Rückstände über die Leber zuverlässig beseitigt werden und durch die angeregte Harnbildung (diuretische Wirkung) verlassen die schädlichen Substanzen den Körper über die Nieren schneller.

Menschen mit chronischen Erkrankungen von Lunge, Magen und Leber oder einer Schwäche dieser Organe können sich auf die gesundheitsfördernde Wirkung von Pu Er verlassen.

Für die Zubereitung des schwarzen Pu Er-Tees eignet sich ein Teeservice aus Ton am besten

Und nicht zuletzt löscht Pu Er ganz hervorragend den Durst.

Wie schon gesagt, je älter die Teebäume sind, von denen geerntet wird, desto markanter schmeckt und besser wirkt der Pu Er-Tee. Aber auch der unter guten Bedingungen gelagerte Tee wird in jeder Beziehung mit der Zeit immer besser. Achten Sie also beim Kauf auf das Alter des Pu Er. Ein 25 Jahre alter Tee beispielsweise ist allerdings auch teuer.

Prinzipiell schmeckt ein frischer Tee besser, seine Funktion wird jedoch mit dem Alter besser, was sich in der großen praktischen Erfahrung gezeigt hat. Der Geschmack eines alten Pu Er-Tees ist erdig und nicht so gut und man muß sich an ihn gewöhnen.

Westliche Medizin

Die positive Wirkung des Pu Er-Tees auf die Gesundheit wurde durch Untersuchungen in Japan, Deutschland, Frankreich, Italien und den USA auch von der westlichen Medizin bestätigt. Übergewichtige Menschen konnten bei völlig normaler Ernährung ihr Fettgewebe reduzieren. Auch bei Lipämie (stark erhöhte Fettproteine im Blut) durch Lebererkrankungen oder schwerer Diabetes hat sich der Pu Er-Tee bewährt. Außerdem wirkt der Pu Er-Tee bakterienhemmend und kann so zu einer erfolgreichen Vorbeugung gegen verschiedene Infektionskrankheiten eingesetzt werden.

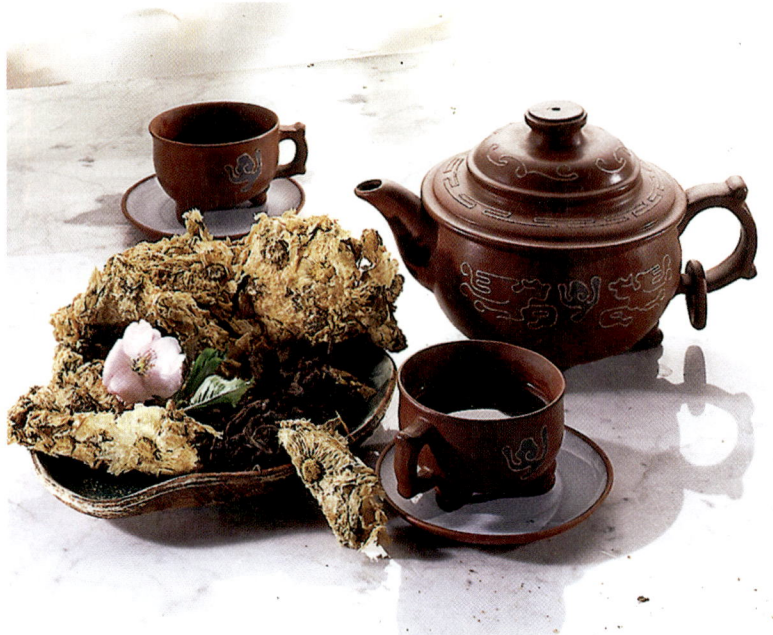

Für die Zubereitung des Pu Er-Tees mit Chrysanthemen eignet sich ein Tonservice am besten

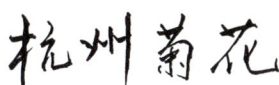

Pu Er Teezubereitung mit Hang Zhou Ju Hua
(Chrysanthemen)

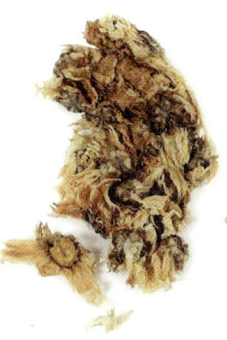

Im Süden Chinas und in Hongkong wird der Pu Er genauso wie der Long Jing-Tee gerne zusammen mit den Blüten der Chrysanthemen (s. Seite 60) getrunken. Durch den Yang-Aspekt des Pu Er und den Yin-Aspekt der Chrysanthemen ergibt die Mischung eine Wirkung, die mehr oder weniger in der Mitte zwischen Yang und Yin liegt. Man kann also mit Chrysanthemen die Yin-Yang-Balance des Tees herstellen, vor allem, weil die Blumen die drei Geschmacksrichtungen bitter, scharf und beißend-stechend besitzen und damit in sich schon relativ ausgeglichen sind.

Die bittersüßen Chrysanthemen verfeinern den rauchigen Geschmack des Pu Er und der Aufguß wird klarer.

Hang Zhou Ju Hua

ZUBEREITUNG

Das Verhältnis von Blumen zu Tee beträgt normalerweise 3 zu 2. Bei zuviel Yang-Energie kann der Blumenanteil, bei Yang-Energie-Mangel kann der Teeanteil gesteigert werden.

Genießen Sie Pu Er mit Chrysanthemen am Morgen. Der Tee sollte warm sein und kann auch in recht großen Mengen getrunken werden.

Dosierung:	Pu Er Tee ca. 3 bis 5 g auf 0,5 Liter Wasser
	Chrysanthemen ca. 3 bis 7 g auf 0,5 Liter Wasser
Wassertemperatur:	Pu Er Tee und Chrysanthemen ca. 100 Grad
Ziehzeit:	Pu Er Tee und Chrysanthemen ca. 3 Minuten
Waschen:	Pu Er Tee und Chrysanthemen mit 100 Grad heißem Wasser den Staub wegwaschen
Kanne:	aus Ton oder Porzellan
Aufgußanzahl:	2 bis 3mal, wobei er jedesmal 1 Minute länger ziehen sollte
Beachten:	Pu Er und Chrysanthemen in die Kanne geben und mit kochendem Wasser übergießen. Den Aufguß gleich wieder wegschütten. Danach erneut mit 100 Grad heißem Wasser aufgießen und zugedeckt 2 bis 3 Minuten ziehen lassen.

WIRKUNG UND BEDEUTUNG

Chrysanthemen, vom Wesen her Yin, kühlen den Körper, indem sie das übermäßige Feuer vermindern. Zusammen mit Pu Er-Tee, der Yang ist, erhält man ein Getränk mit neutralen Eigenschaften.

Die Blumen wirken sedierend, fieber- und blutdrucksenkend, haben eine entgiftende Wirkung und fördern den Qi-Fluß im Lebermeridian. Dadurch verbessern sie die Sehkraft und eignen sich, übermäßige Aggressionen abzubauen.

Somit hat das Gemisch Eigenschaften sowohl des Tees als auch der Blumen, die sich gegenseitig unterstützen.

蒼梧六堡茶

Cang Wu Lu Bao Cha

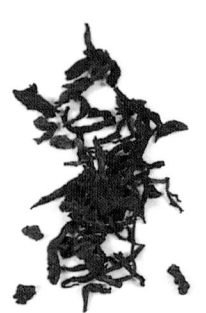

Dieser fermentierte Schwarztee wird in der Provinz Guang Xi hergestellt und ist schon seit über 200 Jahren bekannt. Sein Name setzt sich zusammen aus dem Namen der Stadt Cang Wu und dem Namen des Dorfes Lu Bao, die für die Herstellung dieses Tees bekannt sind.

QUALITÄT

Dieser Teebaum wächst schnell und kann erhebliche Höhen erreichen. Begünstigt wird das durch das vorherrschende Klima, die vielen Regenfälle, die zu einer erheblichen Luftfeuchtigkeit beitragen und durch die geeigneten Jahrestemperaturen. So kann die Pflanze gut gedeihen und Erträge von hoher Qualität liefern.

Cang Wu Lu Bao Cha

Die neuen Knospen sind dick und saftig, die Blätter groß, stark und mit kleinen Haaren übersät.

Geerntet wird am Morgen. Dabei werden nur die Knospen mit einem bis zu vier schon entwickelten Blättern gepflückt. Am Abend wird die frische Ernte weiter verarbeitet. Auch bei diesem Tee ist der Fermentierungsprozeß von großer Bedeutung und bedarf langer Erfahrung. Der fertige Tee wird nicht gleich verkauft, sondern erst für ein halbes Jahr unter bestimmten Bedingungen gelagert.

Für den Cang Wu Lu Bao gilt wie für den Pu Er: ein älterer, gelagerter Tee bietet bessere Funktion. Allerdings wird hier auch der Geschmack nach einem halben Jahr Lagerung vorteilhafter.

Angeboten wird dieser Tee in loser oder häufig auch in gepreßter Form als rechteckige oder kreisrunde Ziegel.

Wirkung und Bedeutung

Durch seinen Yang-Aspekt spendet der schwarze Cang Wu Lu Bao Tee den inneren Organen wie Magen und Milz Wärme. So fördert er die Verdauung und ist insbesondere beim Fettstoffwechsel behilflich. Trinken Sie ihn deshalb wenn Sie viel Fleisch und fette Speisen gegessen haben. Er wirkt auch vorbeugend und unterstützt eine Schlankheitskur.

Er eignet sich gut zur Abwehr gegen von außen (aus der Umwelt) in den Körper eindringende Kälte und Feuchtigkeit. In naßkalten Wintern und Herbstmonaten trinkt man ihn vorbeugend. So wird er gerne in den kälte-

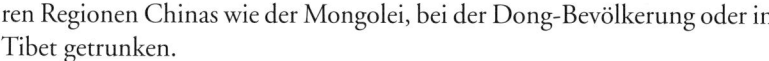

ren Regionen Chinas wie der Mongolei, bei der Dong-Bevölkerung oder in Tibet getrunken.

Dieser Tee verbessert und stabilisiert den Kreislauf der Körperflüssigkeiten, was die Harnbildung und Ausscheidung steigert. Ein Übermaß an Nässe und den Körper belastenden Stoffen kann dadurch beseitigt werden.

Wie fast jeder Tee, so hat auch der Cang Wu Lu Bao eine sehr angenehm anregende und konzentrationsverbessernde Wirkung. Trinken können Sie ihn mit verschiedenen Zusätzen wie Milch oder Zitrone.

EIGENSCHAFTEN

Teeblätter:	*Farbe:*	dunkel bis schwarz
	Form:	sehr unterschiedlich, es können löse Blätter sein, er kann gepreßt sein, je nach Lagerung und Qualität
Teeaufguß:	*Farbe:*	dunkelrot bis schwarz
	Aufguß:	trüb
	Geschmack:	alt und bitter, dennoch gut und angenehm mit einem feinen Nachgeschmack von verschiedenen Obstsorten
	Aroma:	fein und stark
	Aspekt:	Yang

ZUBEREITUNG

a) des als lose Blätter verpackten Tees:

Dosierung:	ca. 5 Grad auf 0,5 Liter Wasser
Wassertemperatur:	100 Grad
Ziehzeit:	3 Minuten
Waschen:	nicht nötig
Kanne:	aus Ton oder Porzellan
Aufgußanzahl:	ca. 2mal, wobei er jedesmal 1 Minute länger ziehen sollte
Beachten:	den Tee in der Kanne mit kochendem Wasser übergießen und zugedeckt ziehen lassen

b) des gepreßten Tees:

Dosierung:	10 g auf 1 Liter Wasser
Topf:	Kochtopf (Metall, Stahl oder Keramik)
Wassertemperatur:	kalt
Kochzeit:	aufkochen, dann 3 bis 5 Minuten weiter kochen
Beachten:	der gepreßte Tee wird zunächst zerkleinert und mit dem Wasser aufgekocht. Den fertigen Tee gießt man durch ein Sieb und fügt dem Getränk Milch, Zucker, Salz etc. zu.

Wu Long Cha (Oolong Tee)

Viele Geschichten ranken sich um die Namensgebung dieses Tees. In einer davon heißt es:

In der Heimatregion dieses Tees gab es viele schwarze Schlangen. Sie waren nicht giftig und bewohnten gerne die Teebäume. Also hätte der Tee eigentlich „Schwarzer Schlangen Tee" heißen müssen. Da aber die beiden Wörter „schwarz" und „Schlange" mit unglückbringenden Bedeutungen behaftet sind, hat man „schwarz" einfach anders, nämlich als „Wu" geschrieben, damit es weniger unangenehm wirkt und die Schlange gegen einen Drachen („Long") ausgetauscht, was sogar ein glückbringendes Wort ist. Das Ergebnis ist nun ein „Schwarzer Drachenbaum Tee".

Wu Long ist ein mehr oder weniger halbfermentierter Tee, liegt demnach zwischen dem grünen, weißen, gelben und dem roten und schwarzen. Der Wu Long ist schon seit mindestens 1500 Jahren bekannt und wird in der Provinz Fu Jian, in der sehr viele verschiedene Teepflanzen beheimatet sind, und auf der Insel Taiwan angebaut. Die in dieser Teefamilie unterschiedliche Verarbeitung der frischen Teeblätter ergibt eine enorme Vielfalt an Teesorten, die sich in Geschmack, Wirkung aber auch Form der Teeblätter voneinander abheben. Über 200 verschiedene Tees gehören zu dieser großen Teefamilie. Es gibt drei wesentliche Merkmale, die die Unterschiede in der Vielfalt der Wu Long-Teefamilie begründen:

1. Da sind einmal die mannigfaltigen Teepflanzen, alle mit anderen Geschmacksrichtungen.
2. Die unterschiedlichen Böden der Anbaugebiete, reich an Mineralien, stellen sehr gute Bedingungen für einen vielfältigen Teeanbau dar. In Höhen zwischen 600 bis 1600 Metern findet man die verschiedensten klimatischen Bedingungen. Die mittlere Jahrestemperatur dieser feuchtwarmen Region schwankt zwischen 15 und 25 Grad Celsius.
3. Regional unterschiedliche Traditionen beeinflussen die Verarbeitung. Die Wahl der Erntezeit ist ebenso, wenig gleich wie die Auswahl der gepflückten Knospen und Blätter. Hier werden die Knospen mit nur einem, dort mit zwei oder mehreren Blättern genommen. Einmal dürfen sie nicht zu jung, dann wieder nicht zu alt sein. Und nicht zuletzt ist die Verarbeitung sehr naturverbunden und von der Wetterlage abhängig.

Tee-Ernte
Je nach Verarbeitungsart nimmt man bei der Ernte, die sich regional sogar über das ganze Jahr hinziehen kann, die Knospe mit einem bis vier voll entwickelten Teeblättern.

VERARBEITUNG

Die frische Ernte wird nicht lange dem Prozeß der Fermentierung unterworfen. Dann bricht man die Gärung durch kurzes Erhitzen ab. Der hierfür gewählte Zeitpunkt ist ganz entscheidend für den Geschmack und die Wirkung des Tees. In Fu Jian (China) wird der Wu Long-Tee länger fermentiert, in Formosa (Taiwan) etwas kürzer.

Ein charakteristisches Merkmal für den Wu Long-Tee ist, daß die Blätter nach dem Aufgießen am Rand einen rötlichen Streifen aufweisen.

LAGERUNG

Der Wu Long ist genauso empfindlich wie alle anderen Teesorten und sollte sorgfältig, nicht mit fremden starken Gerüchen zusammen, gelagert werden. Genauso schnell verliert er sein Aroma in einer undichten Verpackung.

ZUBEREITUNG

Der Wu Long-Tee ist von der Klassifikation her Yang und sollte mit 100 Grad heißem Wasser aufgegossen werden, am besten in einer Tonkanne, ersatzweise Porzellan.

Der Tee hat eine hellgrüne oder hellbraune Farbe und nach dem Kochen nehmen die Teeblätter teilweise eine rot-grüne Färbung an. Der Teeaufguß ist hell gelbrot oder goldgelb und sehr klar. Sein Geschmack ist stark aromatisch und sein Aroma weist Nuancen von verschiedenem Obst oder verschiedenen Blumen auf, je nach Anbaugebiet.

Ein Wu Long-Tee guter Qualität ist sehr teuer, macht dies aber durch den hervorragenden Geschmack und eine sehr gute Wirkung wieder wett. Außerdem kann er bis zu siebenmal aufgegossen werden.

Man kann den Wu Long ganz normal zubereiten. Auf traditionelle Art wird seine Zubereitung fast immer als Kung Fu-Zeremonie durchgeführt.

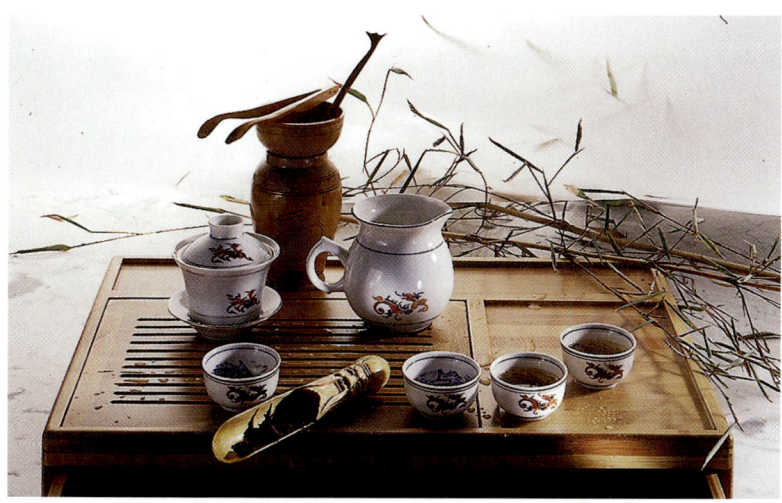

Porzellanservice für die Kung Fu-Zeremonie

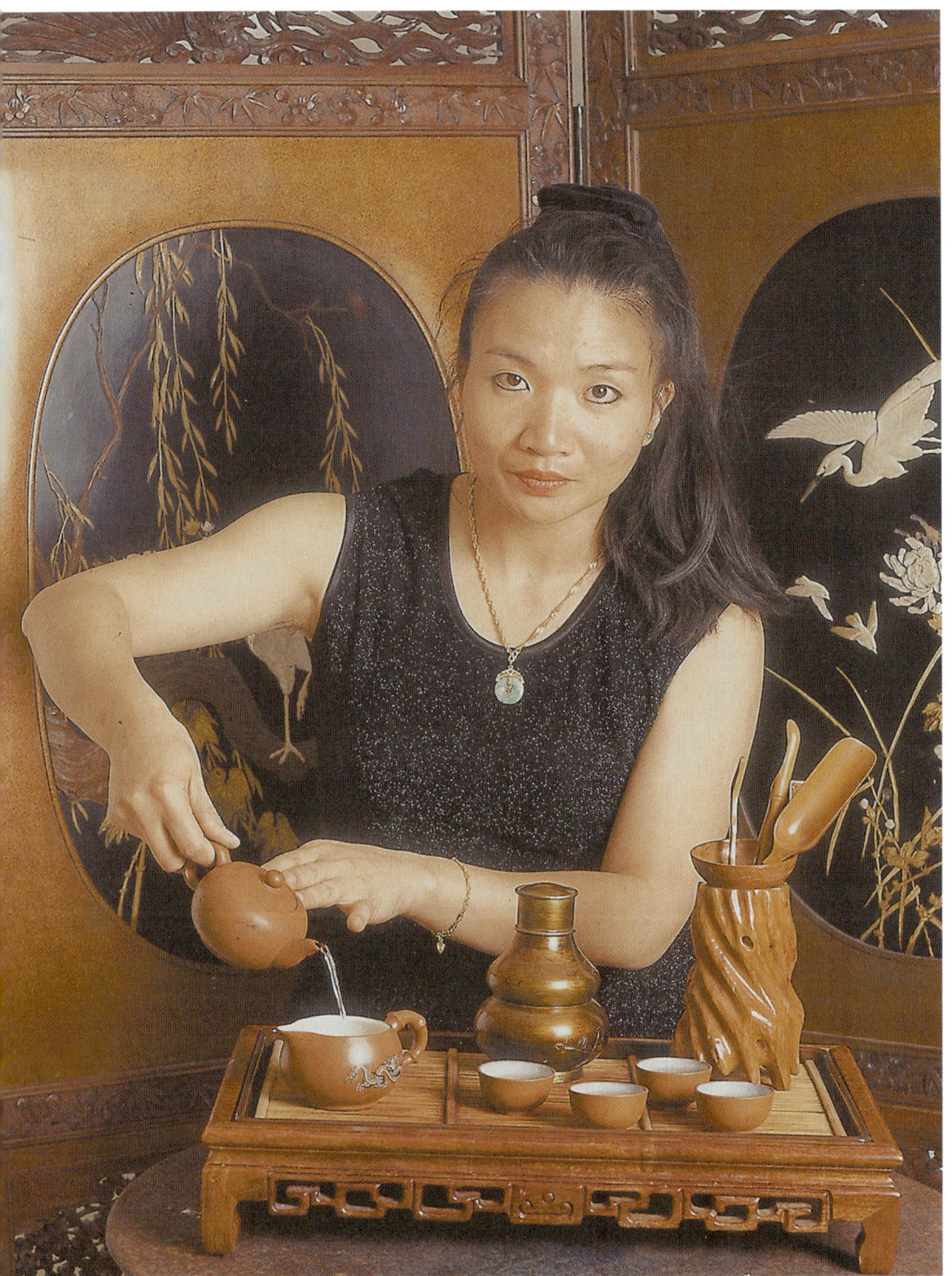

Teezubereitung nach Kung Fu-Art

Mit Kung Fu meint die chinesische Tradition nicht alleine die kriegerische Kunst des Kampfes, vielmehr verbirgt sich dahinter jede Aktivität, die mit Zeit und Mühe zu einem meisterhaften Können führt. Ob Körperübungen oder Teezubereitung, die Form hat sich seit Jahrhunderten kaum geändert. Höchstens einzelne Accessoires weichen von der alten Tradition ab. Die Kung Fu-Teezeremonie stammt aus der Provinz Fu Jian, wo auch der feinste Wu Long Tee beheimatet ist.

Wichtig bei der Teezubereitung ist eine schnelle Durchführung der vielen einzelnen Handgriffe. Das Wasser muß sehr heiß sein, am besten 100 Grad (deshalb eignen sich grüne, gelbe und weiße Tees für die Kung Fu-Art nicht, und der rote und schwarze Tee werden meistens zu erdig und bitter). Die Teemenge ist größer, die Ziehzeit dafür viel kürzer. Dennoch ist der Aufguß um ein Vielfaches stärker als bei einer gewöhnlichen Zubereitung und der Geschmack viel zarter, kann aber auch schnell ein wenig bitter werden, mit süßem Nachgeschmack.

Ausstattung für die Kung Fu-Zeremonie

Sie brauchen zwei kleine Ni Hu-Teekannen aus Ton und vier kleine Teebecher, dazu eine aus Ton, Metall oder Holz angefertigte Teeplatte, die einer Warmhalteplatte sehr ähnlich ist und deren flache Oberseite mit regelmäßig angebrachten Löchern versehen ist. Sie liegt in einem Auffangbecken, in dem sich während der Zubereitung gebrauchtes Wasser sammeln kann.

Die Accessoirs können sehr verschieden sein und auch völlig anders zusammengestellt. Das Material des Sets kann z. B. auch aus Porzellan sein. Wir beschreiben hier eine sehr traditionelle Ausstattung aus Ton.

Die Kung Fu-Zeremonie

Der Gastgeber und seine Gäste sitzen während der Zeremonie um den Tisch herum. Der Gastgeber nimmt die Position des Tee-Meisters ein und bereitet den Tee zu. Wenn das Wasser zu kochen beginnt, ist der Zeitpunkt des Aufgießens gekommen.

• **Teekanne und Teebecher anwärmen.** Bevor man die Teeblätter in die Kanne gibt, wird diese mit kochendem Wasser gefüllt. Das überlaufende Wasser wärmt die Kanne auch von außen. Die Kanne wird zugedeckt und man wartet 5 Sekunden. Anschließend gießt man das heiße Wasser aus der Kanne über die Teebecher und läßt sie stehen, bis auch sie warm sind. Das ist sehr wichtig, denn die Kanne ist sehr klein und verliert schnell

Eine Kung Fu-Zeremonie erfordert Präzision, Schnelligkeit und viel Erfahrung, damit ein Tee von vollkommenem Genuß entstehen kann

die erforderliche Hitze. Außerdem muß der Tee immer warm getrunken werden, um Geschmack und Funktion zu erhalten.

- **Der erste Aufguß.** Nun wird die Kanne zu mindestens einem Drittel mit Tee gefüllt. Die Trinkbecher werden geleert. Jetzt füllt man die Kanne mit heißem Wasser und zwar mit kreisenden Handbewegungen, so daß alle Teeblätter mit Wasser bedeckt werden. Kanne zudecken und von außen mit heißem Wasser übergießen. Dieser erste Aufguß wird sofort in die Trinkbecher gefüllt jedoch nicht getrunken, sondern (später!) weggegossen. Diese Teewäsche (s. Seite 46) ist bei dieser starken Zubereitung nötig, weil der Geschmack sonst leicht bitter wird und der Tee mitunter einen Gras- oder Heugeruch und vor allem einen hohen Koffeingehalt aufweist.

- **Der zweite Aufguß.** Die Kanne wird sofort wieder mit heißem Wasser gefüllt, schnell zugedeckt und der Tee zieht nun 30 Sekunden lang. Währenddessen begießt man die Kanne wieder von außen mit heißem Wasser. Jetzt erst gießt man den ersten Aufguß aus den Teebechern in das Auffangbecken. Die Trinkbecher nebeneinander stellen und den Tee über den Bechern in einer Kreisbewegung einmal in die eine, dann in die andere Richtung eingießen, so daß die Becher nach und nach voll werden. So wird gewährleistet, daß in allen Bechern die gleiche Teequalität ist. Würde man die Becher nacheinander füllen, wären Konzentration und Geschmack des Tees im ersten Becher weniger gut, als im letzten. Eine andere Möglichkeit ist, zwei temperierte Kannen zu verwenden. Der Tee wird von der ersten in die zweite Kanne gegossen und daraus nacheinander in die einzelnen Becher gefüllt. Auch so erhält man eine optimale Vermischung des Tees. Wenn die Becher gefüllt sind, wird der restliche Tee aus der Kanne geschüttet, damit er nicht zu lange auf den Teeblättern steht.

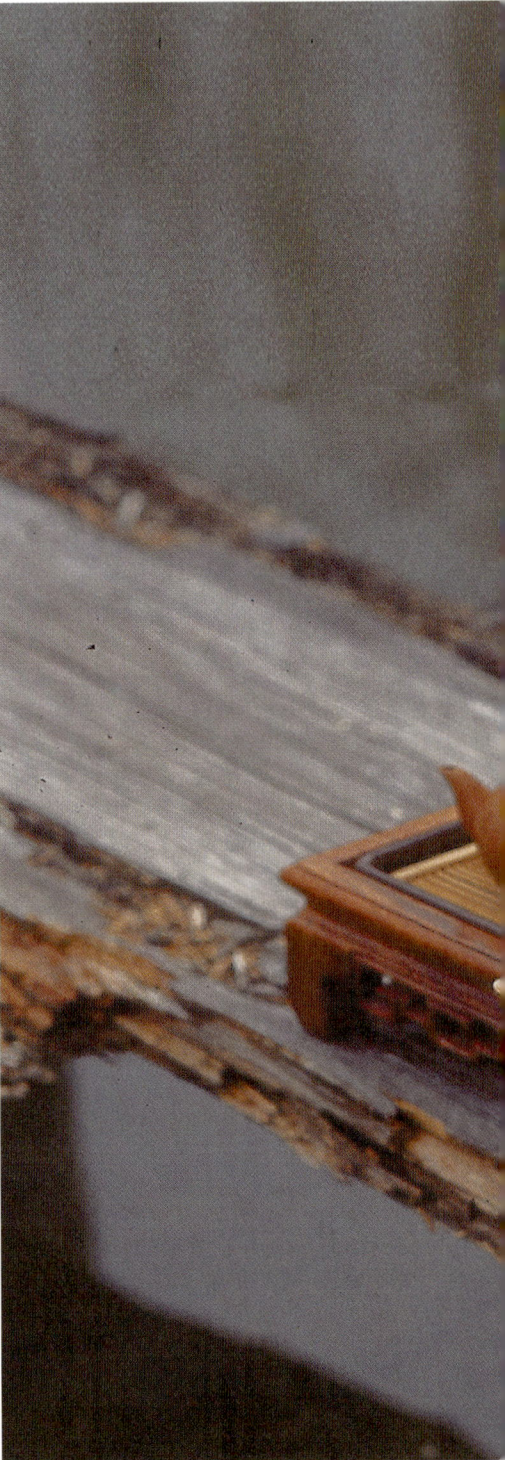

Ausstattung für die Kung Fu-Zeremonie

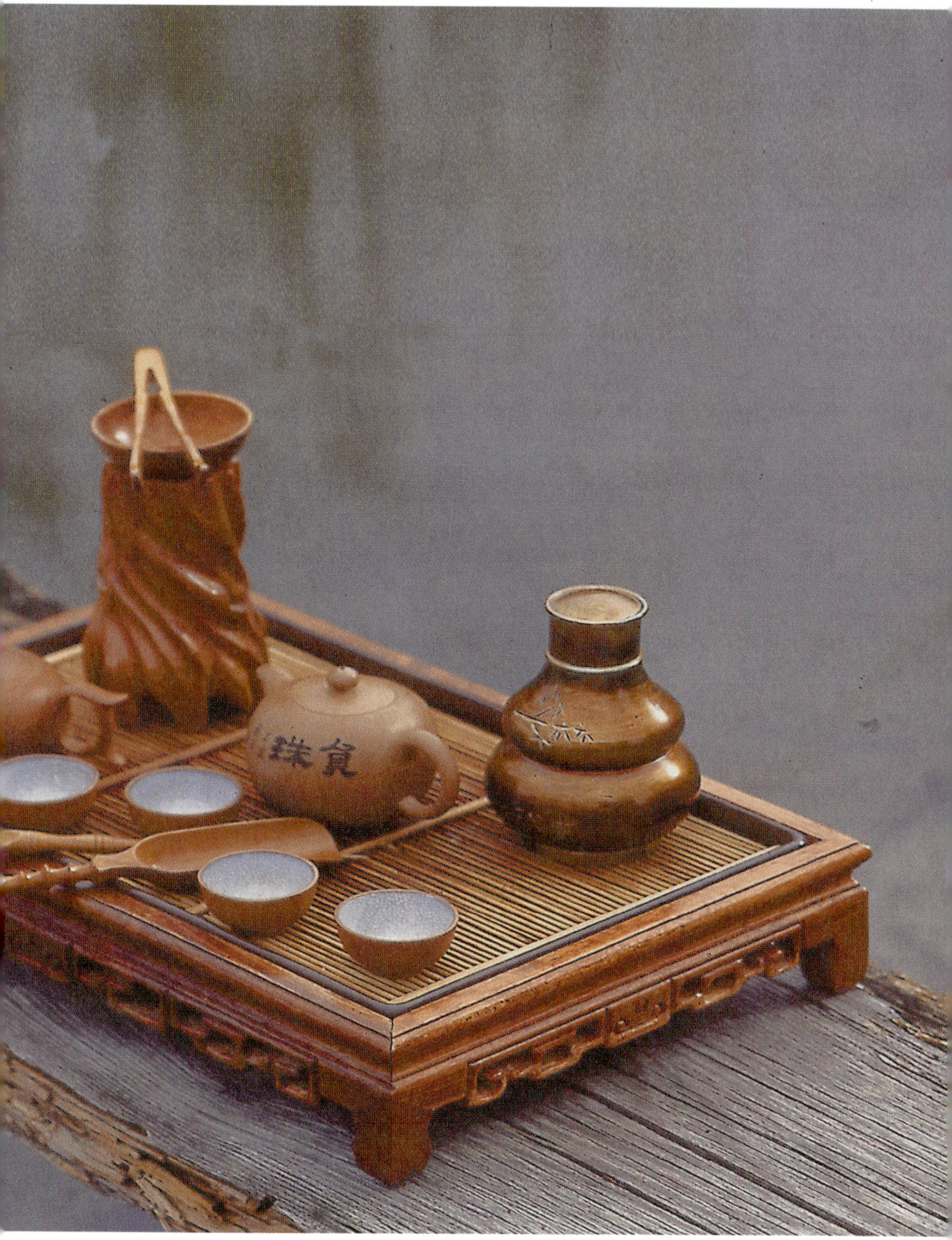

• **Die weiteren Aufgüsse.** Haben alle Anwesenden ihren Tee ausgetrunken, wird ein weiterer Aufguß vorbereitet. Dazu wird erst wieder geprüft, ob die Kanne noch warm genug ist. Wenn nicht, temperiert man die geschlossene Kanne von außen mit heißem Wasser. Dann gießt man den Tee nochmals auf und deckt die Kanne zu. Der Tee zieht jetzt ca. 10 Sekunden länger als beim ersten Mal, also ca. 40 Sekunden. In der Zwischenzeit temperiert man auch die Becher wieder, indem man sie mit heißem Wasser füllt. Diesen Vorgang können Sie bis zu 7mal wiederholen, bei einem guten Wu Long sogar noch öfter. Bei jedem Aufguß zieht der Tee ca. 10 Sekunden länger und jedesmal wird peinlichst genau auf den Wärmezustand der Kanne und der Becher geachtet.

• **So wird der Tee bei der Kung Fu-Zeremonie getrunken.** Die kleinen Teebecher verführen dazu, den Tee mit einem schnellen Schluck auszutrinken. Dies entspräche jedoch nicht der Tradition und würde das Ziel, nach der sorgsamen Zubereitung nun das vollkommene Aroma und den feinen Geschmack zu genießen, verfehlen. Man kostet den Tee daher langsam und gemäß einigen Regeln:

1. In der Reihenfolge des Einschenkens – zuerst die älteren wichtigen Persönlichkeiten und Lehrer, dann die Freunde und zum Schluß man selbst – wird auch getrunken. Und erst wenn alle Becher gefüllt sind, beginnt man damit.
2. Der Teebecher wird beim Trinken mit Zeigefinger und Daumen am Becherrand gegenüberliegend gehalten. Mit dem kleinen Finger stützt man den Becher von unten. So kann man das heiße Gefäß sicher halten, ohne sich zu verbrennen und Tee zu verschütten.
3. Wer keinen weiteren Tee mehr haben möchte, stellt seine Tasse umgekehrt auf den Tisch.
4. Das Schlürfen des Tees ist genauso wichtig wie das Zubereiten. Zuerst riecht man den Tee über der Tasse. Dann nimmt man einen kleinen Schluck und atmet gleichzeitig durch den Mund ein. Vor dem Schlucken wird der Tee im Mund degustiert. Nun wird der restliche Tee auf einmal aus dem Becher getrunken.
5. Nach jedem Becher Tee unterhält man sich eine Zeitlang, erst dann wird der nächste Aufguß vorbereitet.

Drei Verbote für die Kung Fu-Zeremonie.

Tee nach Kung Fu-Art ist stark konzentriert, nicht nur, was die Geschmacksstoffe anbelangt, sondern auch im Hinblick auf seinen Inhalt, also die Wirkung auf den Körper. Deshalb ist es nicht angeraten, den Tee in jeder Situation zu trinken. Andernfalls nimmt man gesundheitliche Beschwerden in Kauf, denn Verdauung und Stoffwechsel werden angeregt und der Kreislauf in Mitleidenschaft gezogen. Beachten Sie deshalb folgende drei Punkte:

1. Nicht vor dem Essen! Wer auf leeren Magen diesen Tee trinkt, kann Probleme wie nach zuviel Alkohol bekommen: Übelkeit, Schwindel, Benommenheit usw.

2. Nicht vor dem Schlafengehen! Nach einer Kung Fu-Zeremonie sind Sie hellwach.

3. Nicht kalt trinken! Nicht umsonst wird auf das Warmhalten von Kanne und Becher so großer Wert gelegt. Der Tee schmeckt kalt nicht nur schlecht, er wirkt auch so. Die Zusammenarbeit von Magen und Milz werden beeinträchtigt und damit die so wichtige Verdauung. Außerdem bedeutet ein kalt servierter Tee, daß man die Menschen, denen man ihn zu trinken gibt, nicht als Freunde ansieht.

鐵 觀 音

Tie Guan Yin (Ti Kuan Yin)

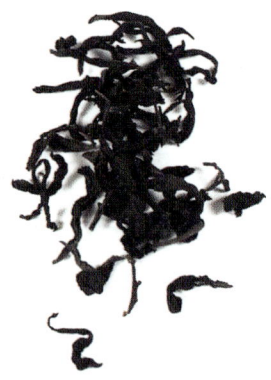

Tie Guan Yin

Der halbfermentierte Tie Guan Yin aus der Gruppe der Wu Long-Tees stammt aus der Provinz Fu Jian (Südostchina) in den Wu Yi-Bergen. Ursprünglich wurde er dort nur in einer bestimmten Provinz angebaut, breitete sich aber immer mehr in der Umgebung aus. Heute kann man ihn auch aus Nord Guang Dong und Taiwan erhalten. In mittleren Qualitäten ist er auch in Europa und Amerika im Handel. Der beste Tee, mit ausgezeichnetem Geschmack und sehr guten gesundheitlichen Wirkungen, stammt aus dem Dorf An Xi und wird deshalb mit der Bezeichnung An Xi Tie Guan Yin verkauft.

In einer der vielen Geschichten und Legenden um die Entdeckung dieses Tees heißt es:

Ein Student, der hart für seine Prüfungen gearbeitet hatte, bestand sie dennoch nicht. Darüber war er so traurig und deprimiert, daß er sich umbringen wollte. Er wollte von einem nahegelegenen Berg in eine Schlucht springen. Auf dem Berg jedoch lenkte ihn ein sehr angenehmer Geruch von seinem Vorhaben ab, Traurigkeit und Depression verflogen. Der Student begann, die Ursache für den feinen Duft zu suchen und dabei entdeckte er einen Teebaum. Das brachte ihn auf die Idee, daraus einen Tee herzustellen, der traurigen und unglücklichen Menschen helfen sollte. Er nahm einige Setzlinge mit nach Hause und pflegte sie mit großer Hingabe. Bald konnte er mit der ersten Teeproduktion beginnen. Der hervorragende Tee wurde in China schnell bekannt und der Kaiser verlangte nach ihm. Auch er war von seinem Geschmack angetan und fragte den Studenten nach dem Namen des Tees. Immer noch an sein Erlebnis denkend antwortete er „Tie Guan Yin" was soviel bedeutet wie „Eiserne Göttin der Barmherzigkeit" oder „Eisengott". Der Student wurde zum Hoflieferanten und gewann an Ruhm und Reichtum.

Es gibt noch eine andere hübsche Geschichte:

Ein Teepflanzer kam auf seinem Weg nach Hause immer an einem der Gottheit Guan Yin geweihten Tempel vorbei, der schon recht verfallen war. Das tat ihm leid, aber er hatte kein Geld für eine Reparatur. So machte er es sich zur Aufgabe, am ersten und fünfzehnten Tag jeden Monats (in China ist es Brauch, immer an diesen Tagen den Göttern zu huldigen) den Tempel zu säubern, die Standbilder zu reinigen und Räucherstäbchen anzuzünden. Nach einiger Zeit erschien ihm im Schlaf die Guan Yin Göttin und sagte: „In der Höhle hinter diesem Tempel gibt es einen Schatz, der mehreren Generationen von Nutzen sein kann. Du sollst ihn großzügig mit deinen Nachbarn teilen." Der Teepflanzer suchte am nächsten Morgen fleißig nach dem Schatz, fand aber lediglich einen sehr kleinen Teesprößling. Leicht enttäuscht pflanzte er ihn dennoch in seiner Plantage ein und pflegte ihn gut, so daß er schon nach der kurzen Zeit von zwei Jahren zu einem Strauch wurde. Die Ernte ergab nur wenig Tee, aber als der Teepflanzer ihn in einer Schale aufgoß, erfüllte ein ungewöhnlich guter Duft den Raum. Der Aufguß blieb klar und stark auch nach mehrmaliger Wasserzugabe. Daraufhin pflegte er den Strauch noch sorgfältiger und nach ein paar Jahren hatte er einige Bäume und Sträucher gezüchtet. Den Tee nannte er Tie Guan Yin, nach der Göttin Guan Yin aus dem alten Tempel, die dort eine Statue aus Eisen besaß. Als der Teebauer zu Wohlstand gekommen war, ließ er zuerst den Tempel reparieren. Seinen Nachbarn schenkte er Samen und Setzlinge des Teebaumes und bald ging es den Bauern dieser Gegend besser.

QUALITÄT

Die beste und teuerste Qualität (An Xi Tie Guan Yin) hat ein äußerst feines Aroma und sehr gute Eigenschaften für die Gesundheit. Ein geeignetes Klima und der für den Teeanbau hervorragend passende schwarzgraue Boden unterstützen diese Qualität.

Die beste Teequalität liefert die Frühlingsernte, eine weniger gute die Herbsternte. Die Sommerhitze ist für die Qualität nicht so gut, aber man kann den Tee dennoch zu jeder Jahreszeit pflücken.

WIRKUNG UND BEDEUTUNG

Der Tie Guan Yin steigert die Konzentrationsfähigkeit und wirkt anregend. Er unterstützt die Zusammenarbeit der inneren Organe Magen und Milz, was die Verdauung verbessert. Der Tee säubert das Blut, indem er übermäßige Blutfette, z.B. Cholesterin ausscheiden hilft. Dadurch eignet er sich auch gut, um Gewicht zu reduzieren bzw. Übergewicht vorzubeugen. Stoffwechsel, Harnproduktion und -ausscheidung werden angeregt, der Körper entgiftet.

Tie Guan Yin verbessert die Durchblutung und die Kreisläufe der Körperflüssigkeiten. Trinken Sie diesen Tee, wenn Sie unter kalten/tauben Händen und Füßen leiden.

Tie Guan Yin ist nicht zuletzt ein ausgezeichneter Durstlöscher. Vom Temperaturverhalten ist dieser Tee nur wenig Yang, er wirkt sehr wohltuend und erzeugt kein übermäßiges Feuer im Körper.

EIGENSCHAFTEN

Teeblätter:	*Farbe:*	dunkelgrün mit leicht gelblichen Rändern
	Form:	unterschiedlich, je nach Herstellungsverfahren werden die Blätter gerollt
Teeaufguß:	*Farbe:*	Bernsteintöne, je nach Zubereitung sehr hell
	Aufguß:	klar
	Geschmack:	bitter mit süßem Nachgeschmack
	Aroma:	fein, stark, bleibt am Gaumen haften
	Aspekt:	wenig Yang (erzeugt kein Feuer im Körper)

ZUBEREITUNG

Dosierung:	ca. 5 bis 10 g auf 0,5 Liter Wasser
Wassertemperatur:	100 Grad
Ziehzeit:	ca. 2 Minuten
Waschen:	nicht nötig
Kanne:	aus Ton oder Porzellan, sollte mit heißem Wasser vorgewärmt werden
Aufgußanzahl:	etwa 3mal, wobei der Tee jedesmal 30 Sekunden länger ziehen sollte
Beachten:	Tee aus großer Höhe aufgießen, zugedeckt ziehen lassen

Als ein Wu Long Tee kann der Tie Guan Yin sehr gut nach Kung Fu-Art zubereitet werden.

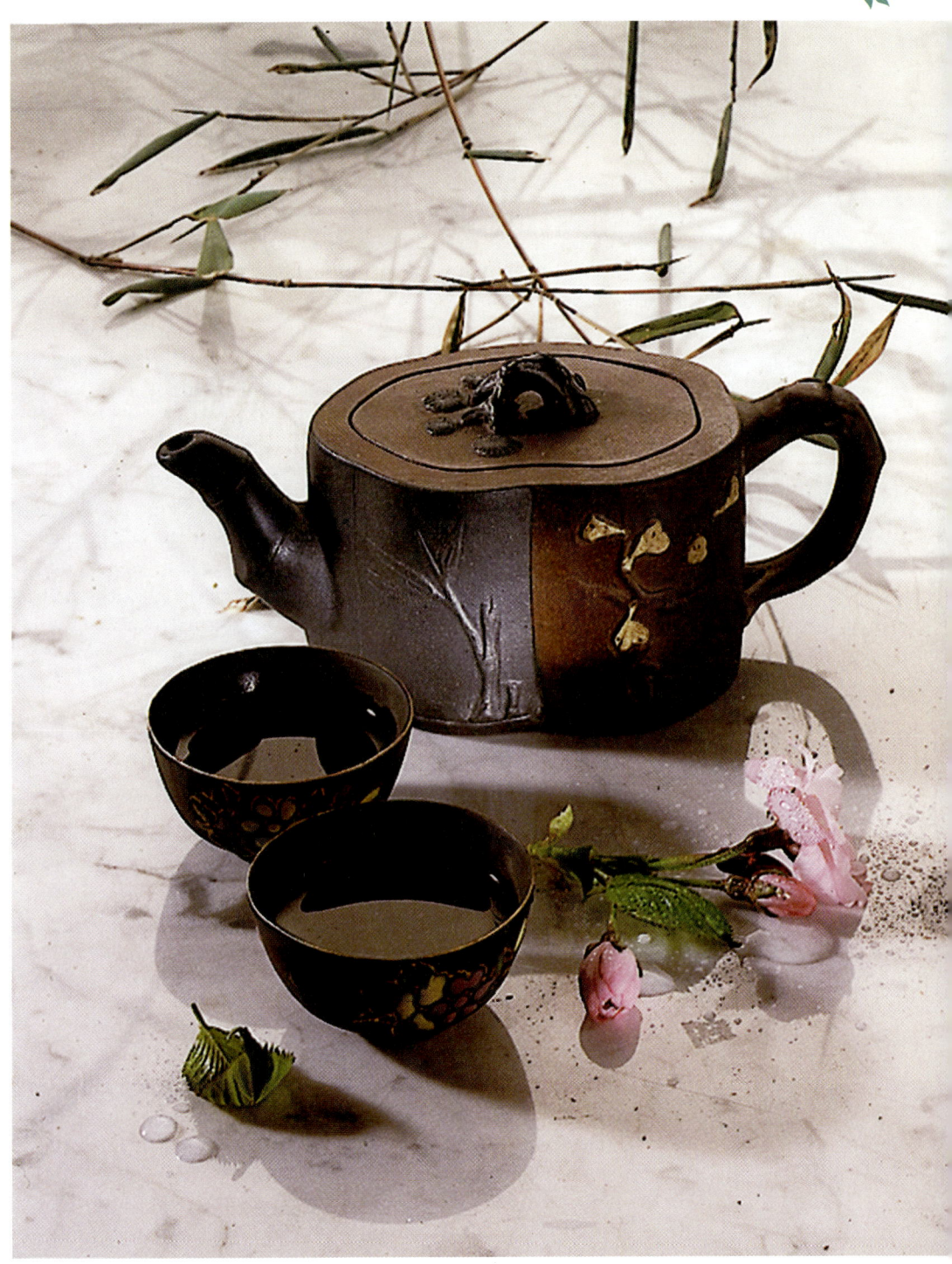

Teezubehör , welches sich gut für das Kochen von Tie Guan Yin-Tee eignet

武夷大红袍

Wu Yi Da Hong Pao

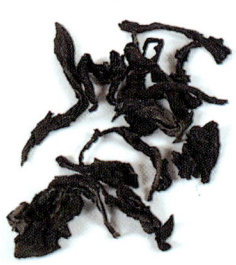

Wu Yi Da Hong Pao

Auch dieser halbfermentierte Tee gehört zur Familie der Wu Long Tees und auch er stammt aus der Provinz Fu Jian. Seine besten Qualitäten kommen aus dem Dorf Jiu Long Zhai. Die Teeblätter werden dort nach einer 1300 Jahre alten Tradition mit großem Können und nach exakten Vorschriften verarbeitet.

Nach der Bergkette Wu Yi, auf der er angebaut wird, benannt, bildet dieser Tee innerhalb der Wu Long-Familie eine eigene große Teegruppe. Zu den drei besten und bekanntesten unter ihnen zählt der hier beschriebene Da Hong Pao.

Das Dorf Jiu Long Zhai liegt in einer Schlucht zwischen den steilen und hohen Wu Yi Bergen. Es gibt das ganze Jahr über dort wenig Sonne und die Tagestemperatur weist kaum Schwankungen auf. Die Berge versorgen das Tal mit mineralstoffhaltigem Quellwasser, das die Erde feucht hält und mit wichtigen Stoffen versorgt.

Auch zur Namensgebung dieses Tees sind zahlreiche Geschichten überliefert:

Die Bäume dieses Tees werden sehr hoch und wachsen noch dazu hoch oben auf den Bergen, was sie für Menschen schlecht erreichbar macht. Also kam man mit der Zeit darauf, die beschwerliche Ernte von Affen ausführen zu lassen. Sie kletterten auf die Bäume und warfen die Blätter nach unten, wo die Menschen sie nur noch aufzusammeln brauchten. Zu Ehren des Kaisers wurden den dressierten Affen rote Gewänder angezogen und so sahen die Bäume von weitem wie mit roten Blüten bedeckt aus. Das hat dem Tee seinen Namen Da Hong Pao, „Großes rotes Gewand", eingetragen.

QUALITÄT

Ideale klimatische Verhältnisse und gute Bodenbeschaffenheit lassen eine gute Qualität des Tees zu. Die beste liefert auch hier die Frühlingsernte. Die Zeit der Sommerhitze eignet sich am schlechtesten zum Pflücken. Die Herbsternte bringt einen Tee mäßiger Qualität.

Die beste Teequalität kann lange aufbewahrt werden. Bei entsprechend guter Lagerung büßt der Tee mit dem Alter nicht an Geschmack und Aroma ein. Auch seine Eigenschaften bleiben erhalten und sind genauso gut wie beim frischen Tee.

WIRKUNG UND BEDEUTUNG

Wu Yi Da Hong Pao eignet sich für alle Menschen, denn er ist leicht Yin oder sogar in der Mitte zwischen Yin und Yang. Der Tee steigert die Konzentrationsfähigkeit, regt an und ist bei längerer Kopfarbeit geeignet.

Die Verdauung wird unterstützt, vor allem aber wird der Magen gestärkt. Der Stoffwechselprozeß und der Abbau von Fett und Zucker im Blut werden gefördert. Trinken Sie diesen Tee bei Mahlzeiten mit viel Fleisch und Fett und wenn Sie Übergewicht vorbeugen bzw. Gewicht reduzieren möchten.

Ist der Körper durch zu viele Fremdstoffe, sei es durch Rauchen, übermäßigen Alkoholgenuß oder auch durch chemische Gifte, belastet, kann man mit diesem Tee deren Ausscheidung unterstützen.

Für den Wu Yi Da Hong Pao-Tee können Sie sehr gut ein solches Teeservice aus Porzellan verwenden.

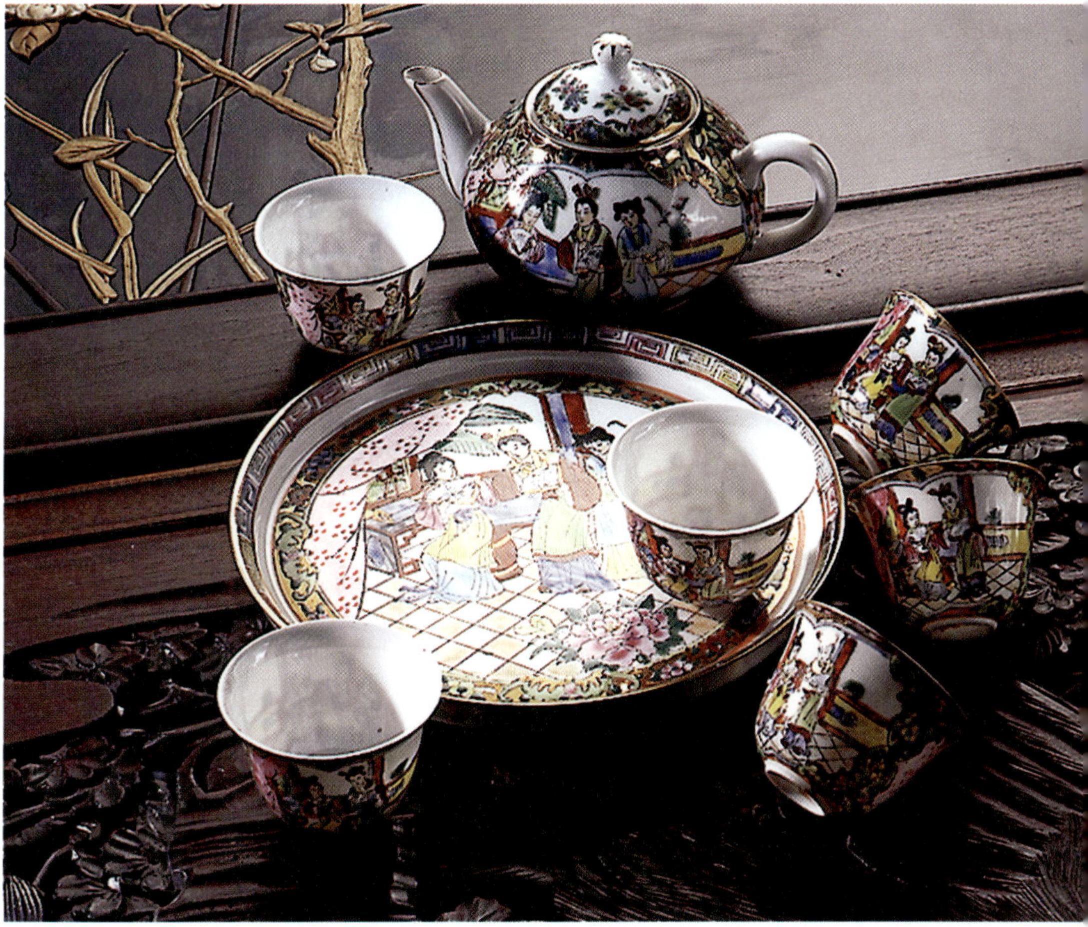

EIGENSCHAFTEN

Teeblätter:	*Farbe:*	dunkel grün und braun
	Form:	getrocknete Blätter in unterschiedlicher Größe, von der Verarbeitung abhängig
Teeaufguß:	Farbe:	dunkel gelb, bernsteinfarben
	Aufguß:	klar
	Geschmack:	bitter mit leicht süßem Nachgeschmack
	Aroma:	klar und angenehm
	Aspekt:	leicht Yin

ZUBEREITUNG

Dosierung:	ca. 5 bis 10 g auf 0,5 Liter Wasser
Wassertemperatur:	100 Grad
Ziehzeit:	ca. 2 Minuten
Waschen:	nicht nötig
Kanne:	Ton oder Porzellan, sollte vor dem Aufgießen mit heißem Wasser vorgewärmt werden
Aufgußanzahl:	ca. 5mal, wobei er jedesmal 30 Sekunden länger ziehen sollte
Beachten:	aus großer Höhe aufgießen, zum Ziehen zudecken

Als Wu Long Tee kann der Wu Yi Da Hong Pao sehr gut nach Kung Fu-Art zubereitet werden.

苦丁茶

Wu Long-Tee mit Ku Ding Cha, einem Kräutertee

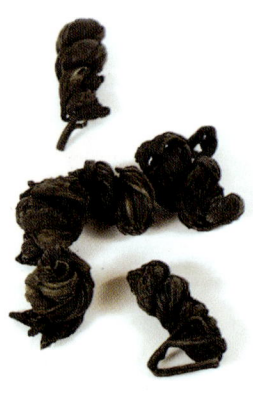

Ku Ding Cha

Der Wu Long-Tee wird gerne zusammen mit dem Kräutertee Ku Dong („bitterer Tee") getrunken. Der Ku Ding-Tee ist im Südosten von China beheimatet und ein sehr junger, erst 50 Jahre alter Tee. Da es von diesem Kraut nur wenige Pflanzen gibt, ist der Tee entsprechend teuer und schwer erhältlich. Er schmeckt allein sehr bitter und man bereitet ihn meistens in Kombination mit dem Wu Long-Tee und nach Art des Kung Fu zu. Dabei werden dem Wu Long ein bis zwei Blätter Ku Ding zugegeben und dann weiter in der Zeremonie fortgefahren, wie auf Seite 95 beschrieben. So hat der Tee die beste Wirkung und einen guten Geschmack.

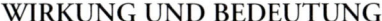

WIRKUNG UND BEDEUTUNG

Menschen mit zuviel Feuer sollten diesen Tee trinken. Er lindert innere Entzündungen wie Fieber, Erkältung, Zahnfleischentzündung etc.

Wenn man ein Übermaß an Feuer hat, ist meist das Blut trocken und der Blutkreislauf schlecht. Der Ku Ding vermindert das Feuer und hilft schlechtes, kaputtes Blut (Bluterguß, Blutgerinnsel, gestocktes und erstarrtes Blut) und die Blutgifte zu beseitigen und auszuscheiden. Das öffnet die Blutgefäße und verbessert den Kreislauf. Nach neuesten medizinischen Untersuchungen wird dem Ku Ding Kräutertee eine prophylaktische Wirkung gegen Krebserkrankungen zugeschrieben. Er wird daher immer häufiger getrunken.

EIGENSCHAFTEN

Teeblätter:	*Farbe:*	sehr dunkel, bis schwarz
	Form:	ganze getrocknete Blätter
Teeaufguß:	*Farbe:*	Wu Long: hell bis dunkel gelb, je nach Konzentration
		Ku Ding: grau bis dunkelgrün
		Der Aufguß nimmt meistens die intensivere Farbe des Wu Long-Tees an, da nur sehr wenig vom Ku Ding-Tee dazugegeben wird.
	Aufguß:	klar
	Geschmack:	Ku Ding ist sehr bitter; Die Bitterkeit der Zubereitung mit Wu Long kann je nach den zugegebenen Mengen variieren.
	Aroma:	kann ein wenig bitterer sein, als der verwendete Wu Long-Tee
	Aspekt:	Yin

ZUBEREITUNG

Wie schon oben angegeben, wird der Ku Ding-Tee nach der Kung Fu-Art, aber auch normal, zusammen mit Wu Long-Tee zubereitet.

Dosierung:	1 bis 2 Blätter Ku Ding mit ca. 5 bis 10 g Wu Long Tee
Wassertemperatur:	100 Grad
Waschen:	bei der Kung Fu-Zubereitung wird gewaschen, bei normaler Zubereitung nicht
Kanne:	Ton oder Porzellan, sollte vor dem Aufguß vorgewärmt werden
Aufgußanzahl:	ca. 5mal, je nach Geschmack und Wu Long-Teequalität
Beachten:	Ku Ding kann auch ohne Wu Long Tee zubereitet werden, auch dann sollte die Wassertemperatur 100 Grad betragen

Blumentee (Hua Cha)

Schon in der Sung-Ära (960 bis 1280 n. Chr.) kannte man den Brauch, Tee mit Zusätzen zu verfeinern. Anfangs nahm man dazu ein Kraut, das dem Borneo-Kampfer ähnelt. Dieser Tee wurde mit der Zeit immer populärer und die Zusätze vielfältiger, sowie die Teeverarbeitung verfeinert. Manche Tees aus der Ming-Dynastie (1368 bis 1644 n. Chr.) gleichen schon denen, die es heute zu kaufen gibt.

Die Cha Zhong-Tasse aus reich dekoriertem Porzellan eignet sich zum Zubereiten von Blumen/Jasmin-Tee oder auch dem Long Jing-Tee

Die Gruppe der Blumentees ist in China sehr groß und besteht aus den beiden Komponenten Tee (grün, weiß, gelb, rot oder schwarz) und Blüten. Die Vielfalt der Blüten und Teesorten ergibt eine große Anzahl unterschiedlicher Kombinationsmöglichkeiten.

Als Blüten bieten sich an: Rosen (Mei Gui Hua), Jasmin (Mo Lin Hua), Chrysanthemen (Hang Zhu Ju Hua), Japanisches Geißblatt (Jin Yin Hua) und vieles mehr. Die meisten sind aber zu teuer, so daß die Blumentees

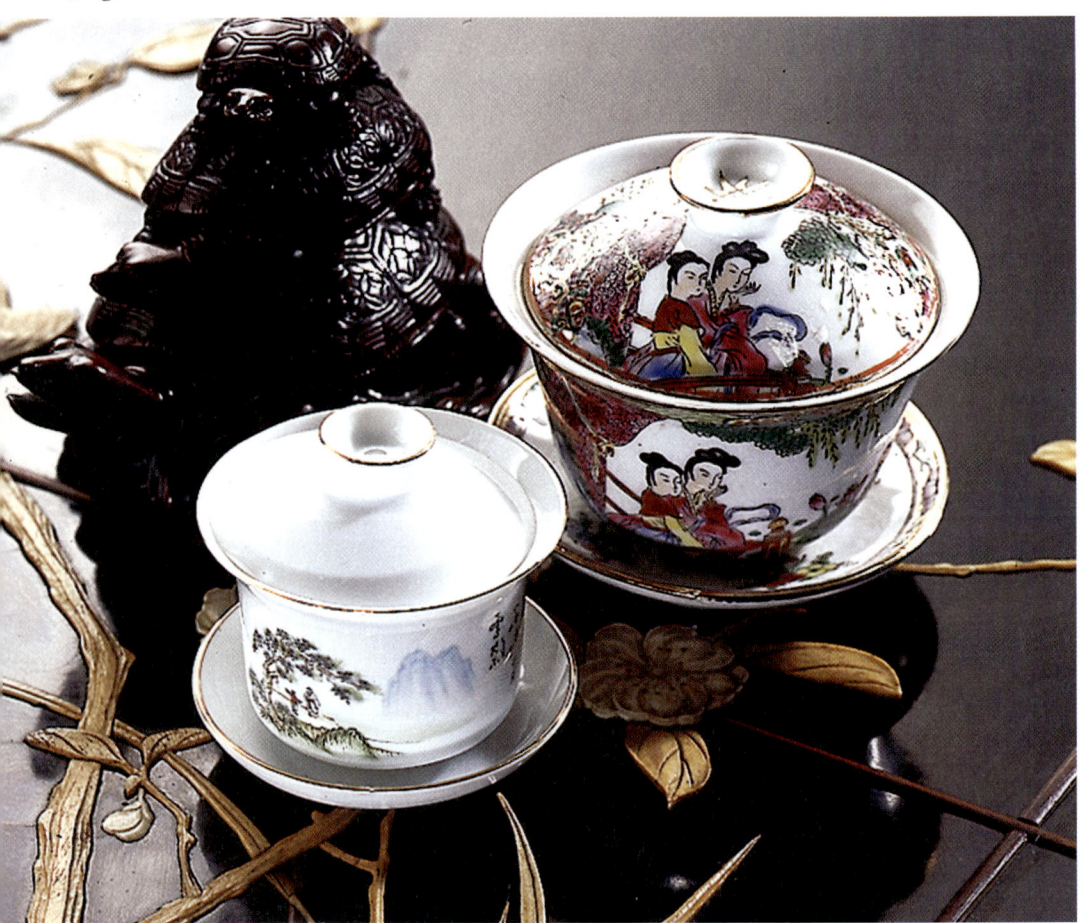

überwiegend mit Jasminblüten versetzt werden. Diese gibt es im südlichen China und auf Taiwan in Hülle und Fülle. Die Chrysanthemen sind vor allem aus medizinischen Gründen sehr beliebt und werden häufig, z. B. mit Long Jing (s.Seite 60) und Pu Er (s.Seite 89) zubereitet.

Meist haben solche Tees nur den Blumennamen, und bei speziellen Mischungen kann man die Teesorte nur erkennen, wenn sie zusätzlich angegeben ist.

Im östlichen China trinkt man diesen Blumentee sehr gerne zu allen möglichen Anlässen. Man legt die Mischung im Winter auch für den Duft auf die Heizung. Das Aroma suggeriert den nahen Frühling, was besonders in harten Wintern angenehm ist. Gerade wegen dieser Düfte ist der Tee bei Frauen sehr beliebt. Traditionell wird der Blumentee aus der Cha Zhong-Tasse (s. Abbildung auf Seite 108) getrunken.

Auch über die Blütentees, beispielsweise über die Art, wie man sie trinkt, existieren viele Erzählungen:

Auf einem Berg lebte ein alter Mann, der für seinen Unterhalt müden Wanderern Tee verkaufte. In die Trinktassen gab er immer ein paar Bohnen, die dann an der Oberfläche schwammen, was ein schnelles Trinken unmöglich machte. Er tat dies aus Sorge um die Gesundheit der Menschen, denn sie hatten nach der anstrengenden Bergtour einen kurzen Atem und sollten den Tee langsam und mit Genuß trinken.

Tee-Ernte

Naturgemäß spielt bei diesem Tee nicht nur die Ernte der Teeblätter, sondern auch die der Blüten eine Rolle. Und während man den Tee mitunter ganzjährig pflücken kann, beschränkt sich die Erntezeit der Blüten auf eine relativ kurze Zeitspanne.

VERARBEITUNG

Die Herstellung der Blumentees ist recht vielfältig, erfordert ein hohes Maß an Erfahrung und unterscheidet sich im wesentlichen darin, ob der Tee sein Aroma durch echte Ingredienzien oder „natürliche Aromen" erhält. Letztere geben dem Tee oft einen übertriebenen und künstlichen Geschmack. Außerdem fehlt ihm natürlich die medizinische Wirkung der echten Blüten.

Das Verhältnis Tee zu Blumen muß gekonnt ausbalanciert sein. Ein Tee mit zu vielen Blumen ist gut zum Riechen, aber schwach im Geschmack. Bei zu wenigen Blumen schmeckt der Tee zwar gut, läßt aber im Aroma und Geruch zu wünschen übrig.

Eine gute Qualität zeichnet sich aus durch:
• einen guten Geruch (nur Blumen und Tee, kein Fremdgeruch)
• einen guten und frischen Geschmack
• ein starkes und feines Aroma des Teeaufgusses.

Auch dieser Tee kann durch die Farbe, und zwar die der Blumen klassifiziert werden: Rosen oder rote Jasminblüten ergeben einen roten Tee, weiße Jasminblüten einen weißen und die gelben Chrysanthemen einen gelben Tee.

Die Teeblätter werden für diese Tees von den Arbeitern oft sehr kunstvoll und zum Teil noch mit den Händen zu Kugeln, Spitzen oder Blumenformen verarbeitet.

LAGERUNG

Blumentees sind sehr empfindlich, weil sie ihren typischen Duft rasch verlieren können. Sorgfältig und dicht verschlossen gelagert, bleibt Geschmack und Aroma aber lange erhalten. Der Tee sollte immer frisch, also nicht viel älter als ein Jahr, getrunken werden.

ZUBEREITUNG

Beim Kochen eines Blütentees müssen Sie dessen Komponenten kennen. Manche Blüten müssen mit 100 Grad heißem Wasser aufgegossen werden, dann dürfen sie aber nicht mit grünem, weißem oder gelbem Tee gemischt werden, da diese nur 85 Grad Wassertemperatur vertragen. Wenn Sie selbst mischen, achten Sie also darauf, daß Tee und Blumen auch von der Zubereitung zusammenpassen. Sind die Bedingungen nicht aufeinander abgestimmt, dann sollten Sie die Zubereitung entsprechend anpassen, wie es beispielweise bei der Zubereitung des Long Jing-Tees mit Chrysanthemen der Fall ist.

Wenn Sie mit der richtigen Wassertemperatur aufgegossen haben, decken Sie die Kanne zu. Wenn der Tee fertig ist, nehmen Sie den Deckel ab und atmen Sie den angenehmen Duft ein. Schauen Sie sich den Tee dann in Ruhe an und trinken Sie ihn anschließend langsam. Beim ersten kleinen Schluck atmen Sie durch den Mund ein und degustieren den Tee. Lassen Sie ihn auf den Gaumen wirken und atmen Sie erst nach dem Schlucken durch die Nase wieder aus. Man genießt und kann dabei fühlen, wie sich Beklemmungen und Emotionen im Körper lösen. Deshalb trinkt man den Tee mit Achtsamkeit und in Harmonie mit der Umgebung, sei es, indem man die Blüten und den Tee beobachtet, oder sich einfach der angenehmen Atmosphäre hingibt.

WIRKUNG

Da der Blumentee aus zwei Komponenten besteht, besitzt er sowohl die Eigenschaften des Tees, als auch die der Blüten. Die Wirkung des Tees auf den Körper wird durch die Blumen angereichert und abgerundet.

Sind Tee und Blüten Yang, hat auch die Mischung einen Yang-Aspekt wie z. B. der Rosentee, bei dem die Rosen und der häufig verwendete rote Tee Yang sind. Sind beide Yin, wie Long Jing mit Chrysanthemen, ist auch der Blumentee Yin. Und ist eine Komponente Yin und die andere Yang wie etwa beim Jasmintee oder Pu Er mit Chrysanthemen, dann liegt der Blumentee in der Mitte und ist vom Verhältnis der gemischten Komponenten abhängig.

Blumentees verbreiten durch ihr feines und zartes Aroma eine sehr angenehme Atmosphäre. Sie wirken stimulierend auf die Gemütsverfassung und das Wohlbefinden. Der psychische Zustand, in der TCM als „Sieben Emotionen" bezeichnet, wird positiv beeinflußt, Beklemmungszustände werden gelöst und das Herz wird frei und offen.

Trinken Sie diesen Tee, wie alle anderen auch, immer warm bis heiß. Die Wärme regt den Körper zum Schwitzen an, wodurch der Sauerstoff besser ausgetauscht wird. Außerdem trinkt man heißen Tee nicht so schnell, so daß nicht soviel Flüssigkeit auf einmal in den Körper gelangt und der Tee Zeit hat, schon im Mund in das Jin-Ye (Körperflüssigkeit) zu wechseln. Geruch und Geschmack eines warmen Tees ist auch viel feiner, angenehmer und aromatischer.

Die Wirkung der Blumen auf den menschlichen Körper ist im allgemeinen so, daß sie

• den Qi- und Blutkreislauf verbessern
• das innere Feuer vermindern
• Gifte vermehrt aus dem Körper ausscheiden.

Blumen	mit Tee	ergibt Blumentee
Yin	Yin	Yin
Yin	Yang	ca. Mitte Yin/Yang
Yang	Yin	ca. Mitte Yin/Yang
Yang	Yang	Yang

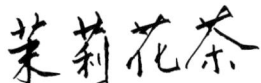

Mo Li Hua Cha (Jasmintee)

Es gibt viele Jasminblumentees. In China wird er aus der Gruppe der Blumentees am meisten verkauft und getrunken. Schon allein der Geruch der Jasminblüten wird sehr geliebt.

Den besten Jasminblütentee bekommt man in den beiden südchinesischen Provinzen Su Zhou und Fu Zhou. Beide haben über 700 Jahre Erfahrung bei der Herstellung dieses Tees.

Ernte der Jasminblüten
Die beste Qualität haben die Jasminblüten, die zur Zeit der Sommerhitze in den Monaten Juli und August geerntet werden. Die Ernte im Mai und

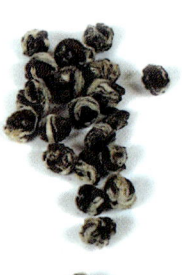

Mo Li Hua Cha

Juni ist ein wenig schlechter und später im Jahr, im September und Oktober, nimmt die Qualität noch weiter ab.

QUALITÄT DES BLUMENTEES

Ein guter Jasmintee riecht gut und stark nach Blumen. Er ist in der Zusammenstellung seiner Komponenten (Blütenessenz und grüner, weißer oder gelber Tee) ausgewogen, so daß Geruch und Teegeschmack zur Geltung kommen. Es gibt Tees mit ganzen Blüten, die sind in der Qualität jedoch nicht ganz so gut. Besser sind die durch eine besondere Herstellungsart natürlich aromatisierten Tees. Dabei werden die Teeblätter auf einem Gitter, die Jasminblüten auf einem anderen ausgebreitet. Beide Gitter kommen abwechselnd in ein Regal. Haben die Blüten ihr Aroma verloren, werden die Blüten-Gitter durch neue ersetzt. Diesen Prozeß wiederholt man solange, bis die gewünschte Teequalität erreicht ist. Auf diese Weise wird der Tee mit der Essenz und damit der Wirkkraft der Jasminblüten versetzt, ohne daß Blüten zugemischt werden.

Anschließend werden die einzelnen Teeblätter häufig mit den Händen gerollt, was einen qualitativ hochwertigen aber auch sehr teuren Tee ergibt. Bei der Zubereitung eines solchen Tees in einer Glaskanne kann man beobachten, wie sich die Kügelchen zu ganzen Blättern entfalten.

EIGENSCHAFTEN

Blumen:	*Farbe:*	weiß oder rot
	Form:	je nach Verarbeitung, evtl. ganze Blüten
	Verarbeitung:	entweder werden ganze Blüten zugemischt oder der Tee wird aromatisiert
	Aspekt:	Yang
Tee:	*Farbe:*	je nach Tee grün, weiß oder gelb
	Form:	lose Teeblätter oder kunstvolle Formen wie Kügelchen, Blumen etc.
	Aspekt:	Yin
Teeaufguß:	*Farbe:*	verschiedene gelbe und hellgelbe Töne
	Aufguß:	klar bis trüb
	Geschmack:	leicht blumig, bitter, beißend und stechend
	Aroma:	sehr starker Jasminduft
	Aspekt:	in der Mitte zwischen Yin und Yang, je nach Mischungsverhältnis

Im Norden Chinas, wo man den Jasmintee am liebsten in der Cha Zhong-Tasse zubereitet, wird gerne Fleischfondue gegessen. Mit dem Aroma des Jasmintees überdeckt man dabei den unangenehmen Fleischgeruch. Auch schätzt man bei diesem Essen die verdauungsfördernde Wirkung des Tees.

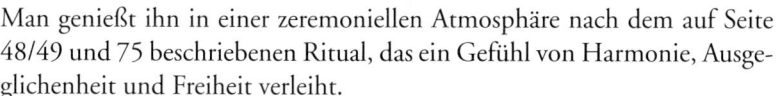

Man genießt ihn in einer zeremoniellen Atmosphäre nach dem auf Seite 48/49 und 75 beschriebenen Ritual, das ein Gefühl von Harmonie, Ausgeglichenheit und Freiheit verleiht.

ZUBEREITUNG

Dosierung:	ca. 3 bis 5 g auf 0,5 Liter Wasser
Wassertemperatur:	je nach Tee 80 bis 85 Grad
Ziehzeit:	ca. 2 Minuten
Waschen:	nicht nötig
Kanne:	aus Porzellan, weil der Tee darin klar bleibt, oder eine große Porzellantasse (Cha Zhong)
Aufgußanzahl:	bei guter Qualität 3mal, wobei er jedesmal 1 Minute länger ziehen sollte
Beachten:	Tee aus großer Höhe aufgießen, Kanne zudecken, damit sich der Jasminduft nicht verflüchtigt und der Tee mit seinem Aroma eine Atmosphäre von Harmonie und Entspannung schaffen kann.

WIRKUNG UND BEDEUTUNG

In seiner Eigenschaft zwischen Yin und Yang kann der Jasmintee von allen Menschen getrunken werden.

Der Tee regt an, steigert die Konzentration, beseitigt Müdigkeit und löscht den Durst. Er baut den Kreislauf der Körperflüssigkeiten Jin-Ye auf, regt ihn an und stärkt ihn, ebenso wie den Blutkreislauf.

Die Hauptfunktion des Jasmintees ist die Förderung des Qi-Energie-Kreislaufs. Wenn die Qi-Energie gut läuft, sind auch alle anderen Körperfunktionen in einem guten Zustand. Wenn Sie beispielsweise ein beengendes Gefühl und psychische Probleme („Sieben Emotionen") haben, unter Depressionen und emotionellen Schwankungen leiden und auch viel Denken, also Kopfarbeit leisten müssen, hilft der Jasmintee, das Leber-Qi wieder zu öffnen und es zum Laufen zu bringen. Deshalb eignet sich Jasmintee sehr gut in der schwierigen Zeit der Wechseljahre.

Der verbesserte Qi-Energiekreislauf hilft auch Beklemmungen in der Lunge zu lösen. Die so verbesserte Atmung ermöglicht, die Körperenergie wieder aufzubauen.

Jasmintee regt die Verdauung an und beseitigt Völlegefühl.

玫瑰花茶

Mei Gui Hua Cha (Rosentee)

Viele Produkte werden mit Rosenblüten aromatisiert, unter anderem auch der Tee. Dieser Rosenblumen- oder einfach Rosentee wird häufig mit einem roten Tee kombiniert und ist schon seit mindestens 500 Jahren bekannt.

Jede Provinz hat für die Herstellung ihre eigene Methode. In Guang Dong beispielsweise werden 100 kg Tee mit 10 bis 16 kg Rosenblüten gemischt. In Shanghai dagegen kommen auf 100 kg Tee schon 25 kg Blüten und in Fu Jian braucht man 50 kg Blüten für 100 kg Tee.

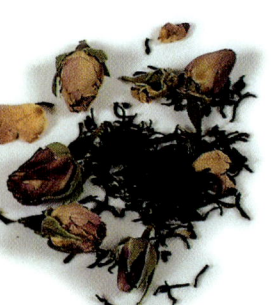

Mei Gui Hua Cha

WIRKUNG UND BEDEUTUNG

Rosentee ist geeignet für Menschen, die wenig Feuer und Energie haben. Er steigert die Konzentration, regt an und beseitigt Müdigkeitserscheinungen.

Der stark wärmende Yang-Charakter fördert die Zusammenarbeit der inneren Organe Magen, Milz und Nieren und damit die Verdauung. Er ist ideal, wenn man einen kalten Magen hat, aber auch bei kalten Händen und Füßen ist der Genuß eines Rosentees wohltuend.

Nach einer Entzündung des Zwölffingerdarms, wenn der Blutverlust abgeschlossen ist, ist Rosentee zu empfehlen.

Der Tee fördert und regt den Blut- und Qi-Energiekreislauf an, insbesondere den der Leber. Rosentee beseitigt Beklemmungen in Lunge und Bauch. Qi-Stau durch zu viele Sorgen und depressive Zustände können Sie mit Rosentee lösen.

Nach dem Trinken von Rosentee hat man einen angenehmen Rosenduft um sich, einen guten Geschmack im Mund, das Herz wird geöffnet und man fühlt sich gut.

ZUBEREITUNG

Dosierung:	3 bis 5 g auf 0,5 Liter Wasser
Wassertemperatur:	wenn er mit rotem Tee gemischt ist 100 Grad
Ziehzeit:	ca. 2 Minuten
Waschen:	nicht nötig
Kanne:	aus Porzellan, damit der Tee klar bleibt
Aufgußanzahl:	2mal, wobei der Tee jedesmal 1 Minute länger zieht
Beachten:	Aus großer Höhe aufgießen und die Kanne zudecken. Der verströmende Rosenduft schafft eine Atmosphäre von Entspannung und Harmonie

EIGENSCHAFTEN

Blumen:	*Farbe:*	weiß oder rot
	Form:	ganze Blüten
	Verarbeitung:	Blüten werden zugemischt
	Aspekt:	Yang
Tee:	*Farbe:*	von der Teesorte abhängig
	Form:	lose Teeblätter
	Aspekt:	meistens Yang, da fast immer ein roter Tee verwendet wird
Teeaufguß:	*Farbe:*	rote bis dunkelrote Töne
	Aufguß:	leicht trübe
	Geschmack:	blumig, sehr süß und bitter
	Aroma:	starker Rosenduft
	Aspekt:	stark Yang (wenn Tee auch Yang, sonst in der Mitte)

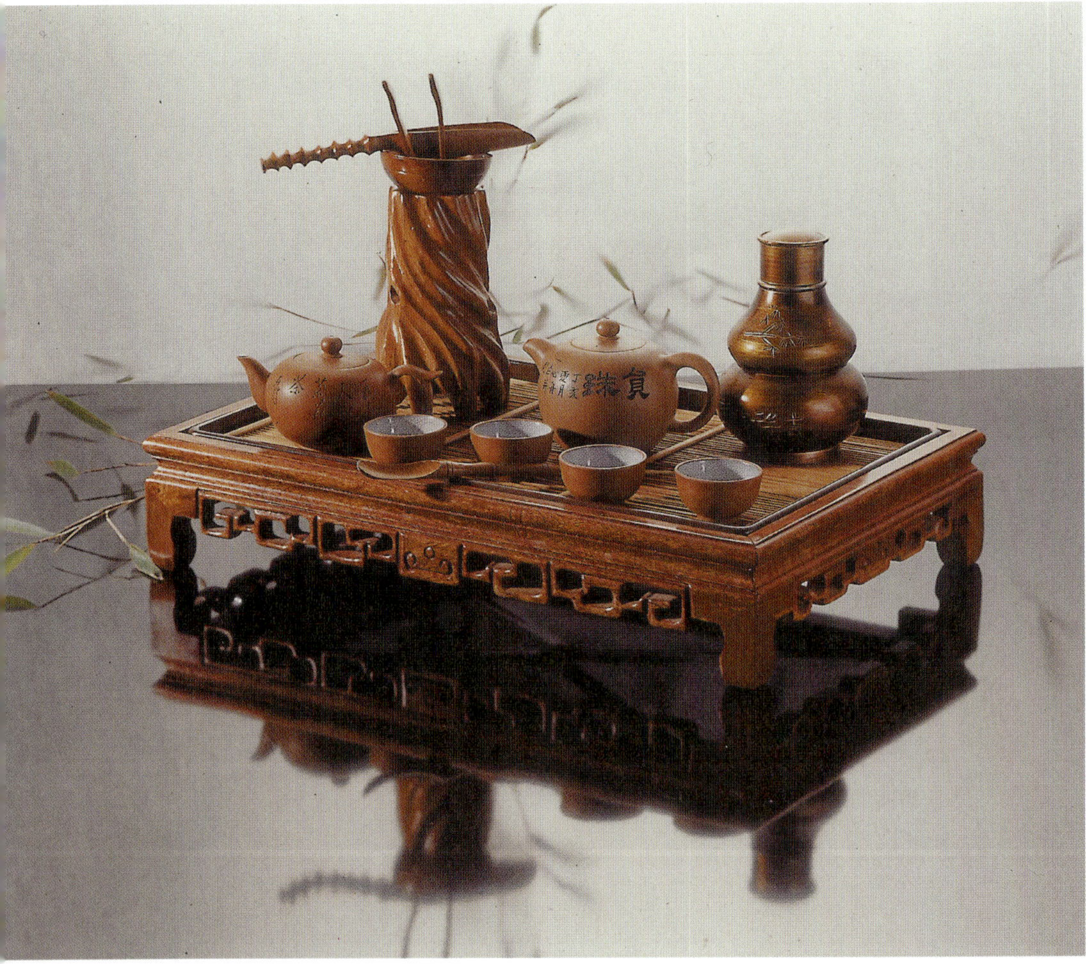

Die chinesische Teezeremonie –
ästhetisch und kontemplativ

Teetrinken und die chinesische Teezeremonie

Überall dort, wo das Teetrinken schon seit langer Zeit zum täglichen Leben gehört, wie in China und Japan, hat sich eine spezielle Teekultur entwickelt. Es gibt in der 5000 Jahre alten Tradition einige Regeln, die man beachten sollte. Grundregel Nummer eins ist ein guter Tee und gutes Wasser. Nummer zwei ist ein angenehmes und freundliches Ambiente mit genügend Zeit, Ruhe und Harmonie. Oft wird im Hintergrund leise Musik gespielt, die eigens zu diesem Zweck komponiert wurde.

Chinesische Teezeremonie

Die Regeln hier sind der Situation und Intention angepaßt und im Unterschied zur japanischen Teezeremonie nicht so festgelegt. Sie werden den Bedürfnissen und Umständen entsprechend variiert. Die Zeremonie vermittelt Harmonie und Ruhe und strahlt auf die Umgebung eine angenehme Weichheit aus, obwohl sie mit teilweise komplizierten Regeln verbunden ist. Viele der einfach aussehenden Handgriffe müssen deshalb vorher lange geübt werden. Es erfordert letztlich ein meisterliches Können, um die angemessene und dadurch angenehme Würde dabei auszustrahlen.

Bei der Teezeremonie ist nicht nur der Vorgang selbst von Bedeutung, sondern auch das umfangreiche Wissen über den Tee, seine Charakteristika und die Geschichten und Legenden. Ein Gast erhält von einem Teemeister zunächst einen relativ einfachen, „normalen" Tee. Verhält sich der Gast den Regeln entsprechend, erkennt er den Tee und vermag er sogar etwas Bedeutsames über ihn zu sagen, so steigt er in der Achtung und ihm wird ein besserer Tee serviert. Kann der Gast sich auch hier profilieren, wird er in das Arbeitszimmer des Teemeisters geführt. Dort darf er dann einen sehr guten Tee mit dem Meister genießen.

Allgemeine Regeln

Sie gelten für Gastgeber und Gast und man sollte sie beachten:

- Tee wird mit beiden Händen gereicht, gewissermaßen mit Yin und Yang.
- Tee wird dem Alter nach gereicht bzw. in Empfang genommen. Der Gast bzw. der Fremde wird allerdings immer zuerst bedient.
- Man nimmt den Tee mit beiden Händen in Empfang und bedankt sich. Wenn der Tee nur mit einer Hand genommen wird, bringt man damit zum Ausdruck, daß der Nehmende in der Hierarchie über dem Geber steht.
- Man wartet mit dem Trinken bis alle Anwesenden mit Tee bedient wurden.
- Die Teeflüssigkeit wird aus nächster Nähe in die Tassen gegossen, um die wichtigen Inhaltsstoffe und den Geruch zu schonen.

- Als erstes wird am Tee gerochen. Damit begutachtet man Aroma und Qualität.
- Dann schaut man den Teeaufguß an und prüft damit Zustand, Klarheit oder auch Farbe.
- Anschließend nimmt man etwas Tee in den Mund, wobei man gleichzeitig durch den Mund einatmet.
- Man verteilt den Tee mit der Zunge im Mund, fühlt und degustiert. Erst jetzt wird geschluckt und wieder durch die Nase ausgeatmet.
- Erkennt man den Tee, nennt man seinen Namen. Erkennt man ihn nicht, fragt man nach seinem Namen.
- Schmeckt einem der Tee, so kann er jetzt in vollen Zügen getrunken werden.
- Tee wird immer warm bis heiß getrunken.

Es gibt viele Formen des Teetrinkens und auch der Zeremonie. Wir zeigen Ihnen vier unterschiedliche Arten, die für die chinesische Tradition charakteristisch sind.

Yin Cha

Damit bezeichnen die Chinesen das einfache Teetrinken, z. B. beim Frühstück, nach dem Essen, mit Freunden oder im Restaurant und auch, wenn man sich zum Essen oder nach der Arbeit mit Freunden oder Kollegen trifft und sich über alles, von Arbeit bis Freizeit, unterhält.

Beispielsweise Angehörige der Han-Nation im Süden von China und in Hongkong trinken gerne den weißen Bai Mu Dan-Tee zum Frühstück, nachmittags oder auch abends im Restaurant zusammen mit einer Kleinigkeit zum Essen. Die Restaurants sind zu diesem Zeitpunkt immer überfüllt, da man sich im Süden Chinas mit Freunden und Bekannten gerne in der Öffentlichkeit trifft, nicht zu Hause. Charakteristisch ist dabei, daß man sich nicht auf das Teetrinken konzentriert, sondern auf die Unterhaltung. Deshalb ist auch die Teequalität dabei nicht so wichtig.

He Cha

Hiermit ist das normale Löschen von Durst gemeint, nach Sport, Arbeit, Wanderung etc. Regeln gibt es dabei keine. Diese Trinkweise kann man auch auf den Bahnhöfen oder Häfen beobachten. Der Tee wird dabei immer in einem großen Behälter angeboten und daraus auch getrunken. Es wird viel und schnell getrunken und die Teequalität ist dabei nicht von großer Bedeutung.

Chi Cha

Bei dieser Methode wird der Tee getrunken und anschließend die Teeblätter gegessen. In China ist dies nur in der Provinz Hu Nan üblich. Hier waren die Menschen in der Vergangenheit sehr arm und darauf angewiesen, alles, was einen Wert hatte, zu nutzen. Also wurden die Teeblätter wegen ihrer guten Inhaltsstoffe mit Genuß gegessen.

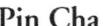

Pin Cha

Das ist eine rituelle Teezeremonie oder ein „richtiges" Trinken von Tee. Hier ist es wichtig, daß man mit Genuß und Harmonie Tee trinkt. Die Art der Zeremonie ist davon abhängig, ob man alleine oder mit Teekennern zusammen (das kann auch die Familie sein) den Tee genießt. Mehrere Punkte sind wichtig:

• ein sehr guter Tee
• eine gute Teekanne
• die richtige und gute Qualität des Wassers
• das richtige Kochen, wobei Wassertemperatur und Ziehzeit sehr genau beachtet werden.

Bei so einer Zeremonie kreist die Unterhaltung zunächst immer um den Tee oder um Dinge, die in irgendeiner Weise mit dem Tee in Verbindung stehen. Erst wenn das Thema erschöpft ist, wendet man sich anderen Gesprächen zu. Wichtig ist dabei die starke Konzentration, die entweder auf das Trinken oder die Unterhaltung gerichtet ist. Man richtet sich strikt nach den Regeln (☞ s. Seite 98). Weil der Tee zuerst degustiert und dann langsam getrunken wird, sollte man für diese Art Tee zu trinken viel Zeit mitbringen und sich ohne Hektik und Streß dem Geschehen hingeben. Der Ort sollte ruhig und angenehm sein, eine entsprechende Musik kann den Genuß und die Harmonie steigern. Man findet in China für jede Teesorte die speziell komponierte Musik.

Auch die Art, in der man den Tee kocht, kann bei dieser zeremoniellen Form unterschiedlich sein. Häufig wird der Tee nach der Kung Fu-Art mit einem guten Wu Long-Tee zubereitet.

Allgemeines über das Verhalten beim Teetrinken

Unabhängig von einer Teezeremonie sollten wir uns an bestimmte Regeln halten, um das gesundheitliche Wohlbefinden positiv zu beeinflussen:

1. Lassen Sie den Tee nicht zu lange ziehen und warten Sie mit dem zweiten Aufguß nicht zu lange, da viele Inhaltsstoffe wie z. B. Vitamine und Proteine sich zersetzen. Auch ziehen die Zuckermoleküle Bakterien an. Die Teeblätter sollten deshalb nie später als höchstens vier Stunden nach dem ersten Aufguß wieder verwendet werden und vor dem Trinken nicht zu lange im Wasser liegen. Im Aufguß reichert sich Fluorid an, das nur in entsprechend kleinen Mengen von ca. 1 mg gesundheitsfördernd ist.

2. Achten Sie darauf, daß der Tee nicht zu bitter ist, sonst kann er die Verdauung stören. Die Magensäfte werden angeregt und kommen durcheinander. Trinken Sie aber, vor allem wenn Sie Hunger haben, keinen Tee, ohne dabei zu essen. Andernfalls kann es passieren, daß man sich wie betrunken fühlt, weil der Kreislauf in Mitleidenschaft gezogen wird. Wenn man dagegen viel geraucht, Wein getrunken und fett gegessen hat, hilft ein bitterer Tee, die Giftstoffe wieder aus dem Körper zu transportieren.

3. Trinken Sie Tee immer warm und nie hastig. Das hilft dem Magen bei der Produktion von Magensäften, was die Verdauung verbessert.

4. Auch im Sommer sollten Sie warmen Tee zum Durstlöschen trinken. Das kühlt den Körper, denn es bringt ihn zum Schwitzen, was die Körperwärme nach außen befördert und dadurch absenkt.

5. Weil Tee prinzipiell anregt und wach hält, sollten Sie direkt vor dem Schlafengehen keinen Tee trinken. Von morgens bis nachmittags dagegen ist das Wachmachen und die Steigerung der Konzentration erwünscht.

6. Wählen Sie einen zur Jahreszeit und vor allem zur eigenen Gesundheit passenden Tee. Im Frühling und Herbst paßt ein Blumentee. Er unterstützt den Qi-Energie- und Körperflüssigkeiskreislauf, was wichtig ist, weil beide in diesen Jahreszeiten schlecht sein können und man unter Trockenheit oder Nässe leiden kann. Für den Sommer eignet sich ein grüner Tee. Er ist Yin und gleicht die Sommerhitze (Yang) aus. Im Winter bevorzugen Sie roten oder schwarzen Tee. Beide sind Yang, wärmen und bauen Körperenergie auf, was den Energiemangel des Winters, der Yin ist, ausgleicht.

7. Normalen Tee können Sie 2 bis 3mal aufgießen. Ein sehr guter Wu Long-Tee in der Kung Fu-Zubereitung kann bis zu 7mal aufgegossen werden. Man sagt: der erste Aufguß ist zum Wachwerden, der zweite für die Aufnahme der Inhaltsstoffe und der dritte, um ruhig zu werden.

8. Wenn Sie Medikamente einnehmen, sollten Sie das prinzipiell nie zusammen mit dem Tee tun. Er kann eine Gegenwirkung verursachen. Medikamente immer nur mit Wasser einnehmen.

Wissenswertes über das Trinken des bitteren Tees

Nicht immer ist es ratsam, einen stark bitteren Tee zu trinken. Er schmeckt nicht nur schlecht, sondern kann auch für die Gesundheit ungünstig sein. Bei bestimmten Gegebenheiten sollte man keinesfalls bitteren Tee trinken:

1. Wer schlecht schläft oder sich schlecht konzentrieren kann, sollte den bitteren Tee morgens trinken, ab Mittag nicht mehr.

2. Wenn das Herz krank ist (schnell schlägt), trinken Sie keinen bitteren Tee, da dies den Herzschlag noch schneller macht.

3. Bei zu hohem Blutdruck verzichten Sie auf bitteren Tee, denn der Blutkreislauf wird angeregt und der Blutdruck kann ansteigen. Es ist aber wichtig, hier eine Diagnose zu stellen.

4. Trinken Sie auch keinen bitteren Tee, wenn Sie kranke Nieren haben und zuviel Wasser in der Körperflüssigkeit ist. (Lunge, Milz und Nieren sind in der TCM für den Wasserhaushalt von großer Bedeutung. Sind die Nieren geschädigt, fehlt normalerweise das Feuer).

5. Meiden Sie einen bitteren Tee bei Entzündungen des Magens und Zwölffingerdarms, wenn Sie unter Verstopfung leiden oder wenig Stuhlgang (einmal in vier Tagen auf die Toilette gehen) haben. Auch wenn der Bauch dick ist durch Blähungen oder Qi-Stau, ist bitterer Tee nicht ratsam.

6. Verboten ist der bittere Tee für Menschen, die unter Eisenmangel leiden. Durch die stark angeregte Verdauung wird die Ausscheidung von Mineralien noch angeregt bzw. die Mineralien werden gar nicht aufgenommen.

7. Verboten ist bitterer Tee auch für schwangere Frauen. Das Herz ist durch die Schwangerschaft schon beansprucht und würde durch diesen Tee noch mehr belastet. Das tut dem werdenden Leben nicht gut. Auch die gesteigerte Produktion und Ausscheidung von Harn kann das Kind schädigen. Nach der Entbindung stört dieser Tee die Milchproduktion.

Piyin-Name	Handelsname	Deutsche Übersetzung
• • • GRÜNER TEE • • •		
Bi Luo Chun	Pi Lo Chun	Jadespirale des Frühlings
Long Jing	Lung Ching	Drachenbrunnen
• • • WEISSER TEE • • •		
Bai Mu Dan/Shou Mei Cha	Pai Mu Tan	Weiße Päonie/ Augenbrauen eines alten Mannes
Yin Zhen Bai Hao	Yin Shen Bai Hao	Silbernadel
• • • GELBER TEE • • •		
Jun Shan Yin Zhen		Jun Shan = Bergname Yin Zhen = Nadelspitze
Meng Ding Huang Ya		Meng Ding = Bergname Verborgene Berggipfel Donnerschlag oder Tee der Unsterblichen
• • • ROTER TEE • • •		
Yun Nan Diang Hong		Yun Nan = Provinz des ewigen Frühlings
An Hui Qi Men Hong Cha		An Hui = Provinz Qi Hong = Dorfname
• • • SCHWARZER TEE • • •		
Pu Er Cha	Pu-Erh Cha	Pu Er = Name der Prefektur Yun Nan = Provinz des ewigen Frühlings
Cang Wu Lu Bao Cha		Cang Wu = Stadtname Lu Bao = Dorfname
• • • WU LONG CHA (OOLONG TEE) • • •		
Tie Guan Yin	Ti Kuan Yin	Eiserne Göttin der Barmherzigkeit, Eisengott
Wu Yi Da Hong Pao		Wu Yi = Bergkette
• • • BLUMENTEE (HUA CHA) • • •		
Mo Li Hua Cha		Jasmintee
Mei Gui Hua Cha		Rosentee
Hang Zhou Ju Hua		Chrysanthementee
• • • KRÄUTERTEE • • •		
Ku Ding Cha		

Die Autoren

Runjin Wu

stammt aus einer Arztfamilie aus Guangzhu mit langer Heiltradition. Er ist diplomierter Arzt und praktizierte in China 13 Jahre lang Traditionelle Chinesische Medizin (TCM) in einem Krankenhaus, bis er 1989 mit seiner Frau nach Deutschland kam. Bereits ab einem Alter von vier Jahren wurde er in Kung-Fu, Qigong und Tai Chi unterrichtet. Heute gibt er sein Wissen in Ausbildungskursen an Interessierte weiter. Auch Tee-Seminare gehören zu seinem Programm (siehe auch Seite 127).

Dr. Erika Alice Haase

ist in Polen geboren und lebt seit 1979 in Deutschland. Sie studierte Naturwissenschaften an der ETH-Zürich und seit ihrer Promotion 1993 hat sie sich auf alternative Heilmethoden spezialisiert. Ihre akademischen und beruflichen Erfahrungen in der Chemie, medizinisch-klinischen Analytik und Lebensmitteltechnologie gaben ihr die Grundlage, sich auf wissenschaftlicher Basis mit der Traditionellen Chinesischen Medizin (TCM) und der Selbstdiagnose auseinanderzusetzen. Sie ist von Meister Runjin Wu in der traditionellen Anwendung chinesischer Tees, Qigong und TCM ausgebildet. Sie lebt und arbeitet in Konstanz, wo sie seit 1992 Zen-Meditation praktiziert und aktiv an der Leitung des Zen-Dojos Konstanz e.V. beteiligt ist.

Adressen und Bezugsquellen

Der Leserservice des Windpferd-Verlages hält neben Autorenadresse (Runjin Wu gibt regelmäßig Tee-Seminare) eine Liste mit Bezugs-/Versandadressen von chinesischen Tees für Sie bereit. Sie können diese Liste jederzeit unter folgender Internet-Adresse abrufen:

http:// www.windpferd.com.

Wenn Sie den Button „Service-Adressen" betätigen, kommen Sie zu einer Titelliste. Wählen Sie dort „Die Heilkraft chinesischer Tees".

Weitere Titel aus dem Windpferd Verlag

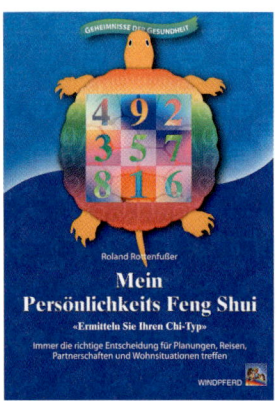

Roland Rottenfußer
Mein Persönlichkeits-Feng-Shui
Ermitteln Sie Ihren Chi-Typ – und treffen Sie
immer die beste Entscheidung
Das Persönlichkeits-Feng-Shui gibt uns wichtige Informationen über die
Energie einer Person. Es können entsprechend dem I Ging, das als die
Mutter des Feng Shui gilt, neun Persönlichkeitstypen bestimmt werden.
Damit lassen sich schnell und zuverlässig sichere Entscheidungen für die
Zukunft treffen. Ist die Chi-Kraft meines Partners mit mir kompatibel? In
welchem Raum der Wohnung sollte mein Zimmer liegen? Welche Aufgaben und Herausforderungen stehen in diesem Monat und Jahr für mich
an? Reisen in für uns günstige Richtungen lassen sich planen. Persönlichkeits-Feng-Shui verrät, was gemäß unserem Feng-Shui-Typ geschehen könnte.
160 Seiten, ISBN 3-89385-301-4

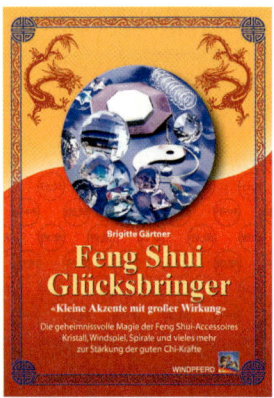

Brigitte Gärtner
Feng Shui Glücksbringer
Kleine Akzente mit großer Wirkung
Die geheimnisvolle Magie von Feng-Shui-Accessoires. Kristall, Windspiel,
Spiegel, Spirale und vieles mehr zur Stärkung der guten Chi-Kräfte
Untrennbar verbunden mit dem Feng-Shui sind auch die Feng-Shui-
Glücksbringer, zumeist geheimnisvolle, magisch wirkende Gegenstände,
die an Ort und Stelle ihre verborgenen Kräfte zur Geltung bringen. Mit ihnen läßt sich vieles bewirken. Kristalle, Windspiele, Delphine, Wasserfäl-
le, Glücksmünzen, Pa-Kua-Spiegel, Glücksdrachen, DNS-Glasspiralen ...
und vieles mehr gehört zum Repertoire des Feng-Shui. „Feng-Shui-Glücks-
bringer" ist das erste Buch, das ausschließlich über Feng-Shui-Accessoires
berichtet. Es ist mit über 100 farbigen Fotos und Zeichnungen wunderschön
illustriert.
80 Seiten, vierfarbig illustriert, ISBN 3-89385-323-5

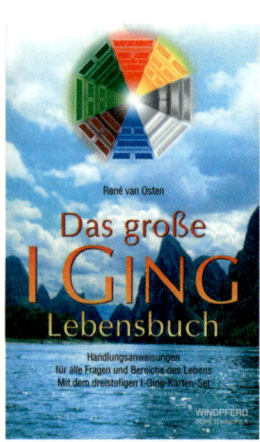

René van Osten
Das große I Ging Lebensbuch
Handlungsanweisungen für alle Fragen und Bereiche des Lebens – Mit dem
dreistufigen I-Ging-Karten-Set
Das I Ging galt lange als geheimnisvoll, mystisch und esoterisch in dem
Sinne, daß es nur Eingeweihten seine tiefe Weisheit preisgab. René van
Osten dagegen präsentiert uns das I Ging absolut praxisnah, als „Orakel"
in seiner besten Form: Die Zukunft ist nicht unabwendbar, sie entspringt
früheren Taten, formt sich im Denken und Handeln des Hier und Jetzt und
manifestiert das, was zukünftig sein wird. Ein Buch, das sehr gut in eine
Zeit paßt, in der die tiefe Spiritualität des I Ging sein Comeback erlebt. Einzigartig ist die umfassende Interpretation der klaren Handlungsanweisungen: die Bedeutung der Linien. Nirgendwo sind sie bisher lebensnaher und
sicherlich nicht ausführlicher beschrieben: allgemein, psychologisch, ty-
pologisch und auf die Chakra-Ebenen bezogen. 24 Karten zeigen die uni-
versale Symbolik der Trigramme. Element- und Farbzuordnungen machen
das I Ging leichter denn je begreiflich.
432 Seiten + 25 Karten in Buchbox, ISBN 3-89385-174-7

Weitere Titel aus dem Windpferd Verlag

Wilhelm Gerstung und Jens Mehlhase
Das große Feng-Shui Haus- und Wohnungsbuch
Eine umfassende Darstellung aller wesentlichen Feng-Shui-Situationen im Haus- und Wohnungsbereich mit praktikablen Lösungen
Die Autoren beschreiben detailliert und anschaulich die wesentlichen Feng-Shui-Aspekte im Haus und zeigen praktikable Lösungen für alle denkbaren Situationen auf. Dabei wird immer auch die äußerst wichtige Verbindung zur Radiästhesie hergestellt. Interessierte Anwender des Feng Shui bekommen konkrete Planungshilfen für Wohnungseinrichtungen und Hausbau und erfahren, wie sie selbst mit einfachen Mitteln positive Energien und damit Gesundheit und Wohlbefinden ins eigene Heim bringen sowie Störeinflüsse beseitigen können. Hier wird erstmals die Einwirkung von feinstofflichen Wesenheiten beschrieben, die einen großen Einfluß auf die Harmonie und Behaglichkeit der Hausbewohner ausüben. Früher als «Geister» bezeichnet, befreien die Autoren nun diese Wesenheit von allem abergläubischen Ballast. Sie untersuchen sie mit den Augen der Forscher und beschreiben ihre Wirkungen und Auswirkungen auf die Menschen. Das Buch ist mit 300 Zeichnungen und Graphiken illustriert.
240 Seiten, ISBN 3-89385-282-4

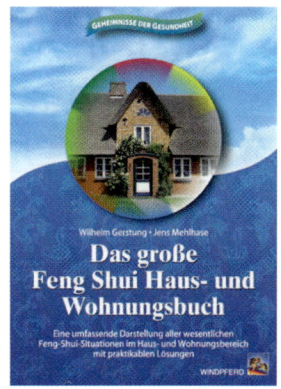

Barbara Simonsohn
Stevia – sündhaft süß und urgesund
Eine Alternative zu Zucker und Süßstoffen
Das süße Kraut für Genießer und Gesundheitsbewußte
Mit Erfahrungsberichten und vielen Rezepten
Barbara Simonsohn zeigt, daß auch Süßen auf natürliche und sogar gesundheitsfördereliche Art und Weise möglich ist. Es gibt unzählige Forschungsberichte mit beeindruckenden Ergebnissen, Länder, die Stevia seit Jahrzehnten zugelassen haben und nur beste Erfahrungen damit machen. Aber es gibt auch den Kampf um Stevia in den USA wie in Europa. In „Stevia" können Sie sich eingehend über Geschichte, Forschung, Erfahrungsheilkunde und den Einsatz in anderen Ländern informieren.
160 Seiten, ISBN 3-89385-310-3

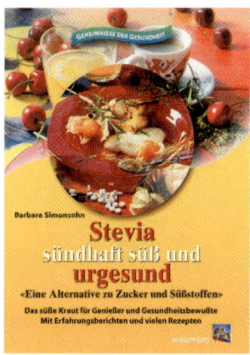

Walter Lübeck · Hendrik Hannes
Cat's Claw – Roter Katzenklauen-Tee
Walter Lübeck und Hendrik Hannes machen Sie auf unterhaltsame und leicht verständliche Art mit dieser risikoarmen Dschungelarznei bekannt. In Südamerika werden seit Menschengedenken die innere Rinde und die Wurzeln von den Indios als Heilmittel für die verschiedensten Gesundheitsprobleme geschätzt und zur Vorbeugung von zahlreichen Erkrankungen eingesetzt. Es wird höchste Zeit, daß auch wir uns der fantastischen Möglichkeiten aus der Apotheke der Natur wieder bewußt werden. Heilpflanzen sind starke Partner im Kampf gegen Krankheiten. Und im Gegensatz zu chemischen Keulen schmecken sie auch noch gut, wie die Autoren dieses Buchen in ihrem Rezeptteil beweisen.
96 Seiten, ISBN 3-89385-327-8

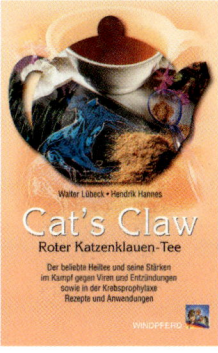

Weitere Titel finden Sie unter www.windpferd.com

Weitere Titel aus dem Windpferd Verlag

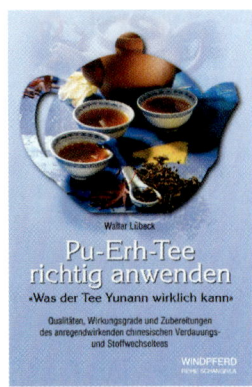

Walter Lübeck
Pu-Erh-Tee richtig anwenden
„Was der Tee aus Yunnan wirklich kann"
Qualitäten, Wirkungsgrade und Zubereitungen des chinesischen Verdauungs- und Stoffwechseltees
Als «Schlankmacher» ist Pu-Erh-Tee bei uns bekannt geworden. Was steckt dahinter, was kann der Tee und wo liegen seine Grenzen? Walter Lübeck hat gründlich recherchiert und informiert in seinem Buch ehrlich und fundiert über die Möglichkeiten und auch die Grenzen des Pu-Erh-Tees. Dabei lüftet er auch eines der Geheimnisse um diesen Tee aus der Provinz des ewigen Frühlings: Die einzigartige Reifung, bei der das Blattgut wesentlich feuchter ist, als bei herkömmlichem schwarzem Tee, bringt die gesundheitlich so wertvollen Wirkungen und natürlich auch den exzellenten Geschmack hervor. Grundsätzlich gilt: Je älter der Pu-Erh-Tee, desto besser ist seine Wirkung. Neben diesem «Insider-Wissen» verrät der Autor einige leckere Pu-Erh-Rezepte, die aus Tee-Trinkern echte Tee-Gourmets machen!
64 Seiten, 3-89385-326-X

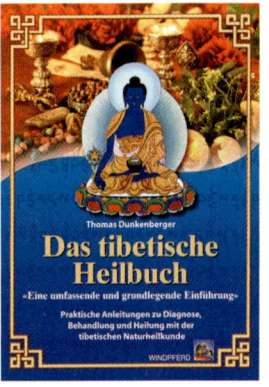

Thomas Dunkenberger
Das tibetische Heilbuch
Eine umfassende und grundlegende Einführung
Praktische Anleitungen zu Diagnose, Behandlung und Heilung mit der tibetischen Naturheilkunde
Mit diesem Buch können Sie sich über die wesentlichen Zusammenhänge und Betrachtungsweisen der tibetischen Wissenschaft vom Heilen informieren.
Leicht zugänglich und praxisorientiert wird für Behandler und Studierende der tibetischen Heilkunde das gesamte Spektrum der Anwendungsmöglichkeiten aufgezeigt, während gleichzeitig der Interessierte Hilfsmittel in die Hand bekommt, im ganzheitlichen Sinne selbst etwas für die Wiederherstellung der Harmonie und damit seine Gesundheit zu tun.
Behandelt werden die Grundlagen der Gesundheit und die Ursachen für die Entstehung von Krankheit, wozu auch nicht-sichtbare Kräfte und biorhythmisch-planetarische Einflüsse gerechnet werden; die klassischen tibetischen Diagnoseformen, wozu vor allem die Puls- und Harnuntersuchung gehören; Ratschläge zu Verhaltensweisen und Heilungsansätze über Ernährungsgewohnheiten, sowie als zusätzliche therapeutische Möglichkeiten Ölmassage, Moxibustion, Hydrotherapie, humorale Ausleitungsverfahren und vieles mehr. Auch die berühmten tibetischen Arzneimittel werden ausführlich vorgestellt.
256 Seiten, ISBN 3-89385-305-7

Weitere Titel finden Sie unter www.windpferd.com

Die Reihe:

"Qigong aus der Traditionellen Chinesischen Medizin":

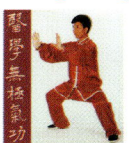

1. **Yi Xue Wu Chi Qigong:**
Übungen für ein langes
gesundes Leben

Video und Begleitbuch

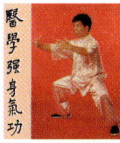

5. **Yi Xue Tiang Shen Gong:**
"Zur Stärkung des Körpers"
aus der buddhistischen
Tradition der Shaolin - Klöster

Video und Begleitbuch

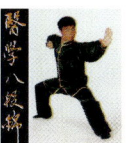

2. **Yi Xue Ba Duan Jin:**
"Die Acht Brokate"

Video und Begleitbuch

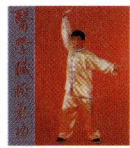

6. **Zangfu-diao-li-gong:**
"Das 5 innere Organe -
Qigong "

Video und Begleitbuch

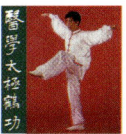

3. **Yi Xue Tai Chi He Gong:**
"Tai Chi Kranich Qigong"

Video und Begleitbuch

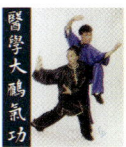

7.
Wildgans Qigong
Teil A

Video

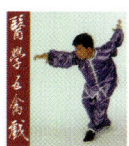

4. **Wu Qin Xi:**
"Das Spiel der fünf Tiere"

Video und Begleitbuch

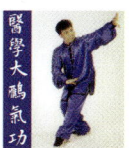

7.
Wildgans Qigong
Teil B

Video

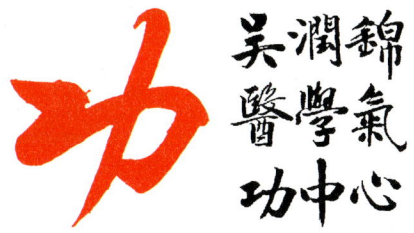

Qigong-Zentrum für Chinesische Medizin
Wu Runjin

Weitere Informationen bei: Wu Runjin,
Postfach 102306, D-78423 Konstanz
Tel + Fax: 07531 - 29843

Qigong + chinesische Medizin
Tai Chi Chuan + Kung Fu

- **3-jährige Ausbildung:**
  Qigong und chinesische Medizin

- **Übungsgruppen:**
  Qigong, Tai Chi Chuan und Kung Fu

- **Frühlingsseminare:**
  Qigong und Tai Chi Chuan

- **Qigong und Urlaub im Herbst**

- **Teekurse**

- **Chinareisen**